Fei Long und Gaby Brandl

Buddha statt Botox

Fei Long und Gaby Brandl

Buddha statt Botox

Das Geheimnis innerer und äußerer Schönheit

mvgverlag

Bibliografische Information der Deutschen Nationalbibliothek
Die Deutsche Nationalbibliothek verzeichnet diese Publikation in der Deutschen Nationalbibliografie. Detaillierte bibliografische Daten sind im Internet über http://dnb.d-nb.de abrufbar.

1. Auflage 2018

Nymphenburger Straße 86
D-80636 München
Tel.: 089 651285-0
Fax: 089 652096

Umschlaggestaltung: Manuela Amode, München
Umschlagabbildung: shutterstock/baldyrgan, New Line
Abbildungen im Innenteil: shutterstock/keko-ka
Satz: Satzwerk Huber, Germering
Druck: Florjancic Tisk d.o.o., Slowenien
Printed in the EU

ISBN Print 978-3-86882-888-7
ISBN E-Book (PDF) 978-3-96121-135-7
ISBN E-Book (EPUB, Mobi) 978-3-96121-136-4

Inhalt

Ein paar Worte zuvor – aus Ost und West

Wie wichtig ist es, gut auszusehen? Das wollten wir einmal genauer wissen und haben uns bei Freundinnen, Bekannten und unseren Yoga- und TCM-Schülerinnen erkundigt. Fast jede antwortete auf unsere Frage erst einmal: »Aussehen? Ach was. Es kommt doch vor allem auf innere Werte an.« Klingt gut. Aber ist es wirklich so einfach? Wohl nicht ganz, denn bei unserer kleinen Umfrage kam immer, wenn auch etwas zögerlich – frau möchte ja nicht oberflächlich erscheinen –, noch eine zweite Antwort hinterher: »Na ja, andererseits …«

Klar, eigentlich wissen wir es alle: Gutes Aussehen ist nicht alles – im Leben geht es schließlich um wichtigere Dinge. Andererseits: Wer die Wahl hat, will eigentlich doch lieber jung und attraktiv aussehen. Schöne Menschen haben's eben leichter, sie sind beliebter und haben vor allem bei der Partnersuche die besseren Karten, so scheint es jedenfalls. Frauen, die nicht gerade wie »Supermodels« aussehen – und das sind bekanntlich die meisten – können ein Lied davon singen. Zwar reden Männer in ihrer Anwesenheit gern davon, wie wichtig ihnen schöne Augen und eine interessante Persönlichkeit sind, doch wenn sie sich nach einer Frau umdrehen, dann nicht etwa wegen ihrer einnehmenden Persönlichkeit, sondern weil sie straffe Brüste, lange Beine oder blonde Haare hat. Doch Hand aufs Herz: Sind wir Frauen wirklich so viel anders als Männer? Wenn ein Mann volles Haar, eine ebenmäßige Haut und statt eines Bierbauchs einen trainierten Oberkörper hat, dann lassen wir uns davon ja auch »blenden«. Geben wir es also ruhig zu: Die Optik ist nicht unwichtig.

Für die Mode-, Diät- und Kosmetikindustrie ist unsere Sehnsucht nach Schönheit eine tolle Sache. Ob Bodylotion, Shampoo oder Anti-Falten-Gel: Schönheit ist käuflich – das zumindest versichern Werbespots und -plakate uns rund um die Uhr. Ach, wenn es nur so wäre! Dann könnten wir uns unser Aussehen ja einfach kaufen, sofern wir's uns leisten können. Doch da gibt es ein paar Dinge, die gern verschwiegen werden: Viele Kosmetikprodukte enthalten nachweislich gesundheitsschädliche Substanzen. Auch wenn die Wirkungen kurzzeitig ganz okay sind, auf lange Sicht schaden wir uns – unserer Haut, unseren Haaren und unserer Gesundheit. Zudem ist es mit der Schönheit ein bisschen so wie mit der Liebe: Wenn sie käuflich ist, ist sie selten echt.

Bevor du jetzt auf die Idee kommst, dass wir Kampfamazonen mit dicht behaarten Beinen sind, die sich nur bei Vollmond waschen und nichts mit Männern am Hut haben, wollen wir eines gleich klarstellen: Auch uns ist gutes Aussehen wichtig. Wir meinen sogar, dass gutes Aussehen nicht nur eine feine Sache, sondern darüber hinaus sogar sehr gesund ist. Wie du noch sehen wirst, hängen Gesundheit, Jugendlichkeit und Aussehen eng zusammen.

In Bezug auf gutes Aussehen sind wir tatsächlich von zwei Dingen überzeugt:

1. Schöne Haut und Haare, eine schlanke Figur und jugendliches Aussehen brauchen keine teuren Cremes oder gar Botox. Es gibt viel einfachere, natürliche und naheliegende Schönheitsmittel.

2. Schönheit und Anmut zeigen sich in vielen Aspekten, die nicht käuflich sind: zum Beispiel in deiner Körperhaltung, deiner Stimme, dem Gesichtsausdruck, der Art und Weise, wie du dich bewegst, in deinem Lachen oder der Fähigkeit, entspannt und humorvoll auf Belastungen zu reagieren. Attraktivität, auch die auf den ersten Blick, ist vor allem eine Frage der »Ausstrahlung« – und die kriegt man nicht bei der Kosmetikerin.

Wir wollen dir in diesem Buch zeigen, wie du *wirklich* schön wirst. Wir verraten dir, wie du nicht nur dein Aussehen verbessern, sondern auch deine innere Schönheit entfalten kannst – und warum das eine mit dem anderen eng zusammenhängt. In wenigen Wochen kannst du mehr für dich, dein Aussehen und deine Attraktivität tun, als es dir durch einen Badezimmerschrank voller teurer Kosmetika oder gar durch riskante Botox-Spritzen möglich wäre. Selbst

Wissenschaftler haben dazu ein paar interessante Dinge herausgefunden, die wir dir nicht vorenthalten möchten.

Doch was hat das Ganze mit Buddha zu tun? War Buddha nicht dieser tiefenentspannte Typ, der vor etwa 2500 Jahren in Indien lebte und entdeckt hat, wie man ein glückliches, erfülltes Leben führt und wie wichtig Mitgefühl ist? Ganz genau. Auch wenn es vielleicht erst einmal seltsam klingt, zeigen wir dir, wie Buddha oder vielmehr die Einstellung Buddhas Botox oder Anti-Aging-Cremes ersetzen kann. Der entscheidende Schlüssel zu innerer und äußerer(!) Schönheit hat weniger mit äußeren Maßnahmen als vielmehr mit geistigen Dingen zu tun. Um nur ein ganz einfaches Beispiel zu nennen: Stress und Sorgen machen alt und faltig – Entspannung und Heiterkeit machen jung und attraktiv. Das weiß im Grunde zwar jedes Kind – das Gute ist aber, dass sich das inzwischen auch wissenschaftlich beweisen lässt. Wir werden dir in diesem Buch daher ein paar einfache Buddha-Prinzipien erklären, die zwar nichts mit Religion zu tun haben, dir dafür aber zeigen, wie du Stress abbauen und wie du achtsam und gelassen mit Schönheitskillern wie Sorgen, Ärger oder Wut umgehen kannst.

Wir können nicht abstreiten, dass wir dieses Buch in erster Linie für Frauen geschrieben haben. Nicht, weil es Frauen nötiger hätten, sondern weil wir uns besser in Frauen einfühlen können und weil Frauen sich schlicht mehr Gedanken um ihr Aussehen machen als die meisten Männer. Falls sich aber doch der ein oder andere Mann hierher »verirrt« haben sollte: Keine Sorge – (fast) alles, was wir in diesem Buch schreiben, gilt ganz genauso für Männer wie für Frauen. Lasst uns also beginnen mit unserer Schönheitskur!

Oh, halt! Bevor wir loslegen, wollen wir uns noch vorstellen.

FEI LONG

Ich bin, wie man vielleicht schon am Namen sieht (er bedeutet übrigens »Fliegender Drache«), Chinesin. Außerdem bin ich 39 Jahre alt und Heilpraktikerin für traditionelle chinesische Medizin (TCM). Vor zehn Jahren bin ich nach Deutschland gekommen. Nachdem ich Deutsch gelernt hatte, konnte ich meinen Traum wahr machen und habe meine eigene TCM-Praxis eröffnet. Mit der chinesischen Heilkunst bin ich schon als Kind in Berührung gekommen, da mein Onkel Chefarzt der Bezirksklinik in Huanggang war. Auch vom Buddhismus habe ich natürlich schon in China gehört. Mit dem volkstümlichen Buddhismus mit seinen Geistern und Ritualen kann ich aber nicht so viel anfangen. Umso mehr mit dem, was Buddha gelehrt hat: Mitgefühl, die Kraft der Meditation und inneren Frieden. Ich bin mir sicher, dass es wichtig ist, einen friedlichen und klaren Geist zu haben, wenn man eine gute Ausstrahlung haben will. Woher kommen Sorgenfalten? Von Sorgen natürlich!

In China spielt das Aussehen für Frauen eine sehr wichtige Rolle. Auch ich mache mich gern hübsch und designe sogar meine Kleidung selbst. Aber viele Frauen in China übertreiben es. Dort ist es oft noch viel schlimmer als in Deutschland. Viele lassen sich sogar operieren, um etwas hübscher auszusehen. Ich finde das ziemlich verrückt. Natürliche Schönheit und bleibende Jugendlichkeit sind in meinen Augen viel attraktiver. Gleichzeitig spare ich so Geld, das ich wiederum für Dinge ausgeben kann, die mich wirklich glücklich machen.

Als TCM-Expertin weiß ich, dass schöne Haut und schöne Haare immer zu einem großen Teil von innen kommen – beispielsweise durch eine gesunde und typgerechte Ernährung. Akupressur und Massagen helfen ebenfalls dabei, gut auszusehen. Und da Attraktivität viel mit Körperhaltung und Bewegung zu tun hat, werde ich in diesem Buch auch Qi-Gong-Übungen vorstellen. Ich glaube, dass jede Frau ihre Attraktivität und jugendliche Ausstrahlung durch Ernährung, Naturkosmetik und geheime Mittel der chinesischen Naturheilkunde sowie Bewegung und Meditation enorm verbessern kann – und ich freue mich darauf, dir zu zeigen, wie das geht!

Gaby Brandl

Ich denke, dass jede Frau schön sein kann. Und zwar völlig ohne dicke Schichten von Cremes und Kosmetika oder gar Botox. Mit »schön« meine ich nicht etwa nur die innere Schönheit, die jeder Mensch in sich trägt. Wenn man ein bisschen an Geist und Körper »arbeitet«, kommt auch äußere Attraktivität ganz von selbst – das sehe ich immer wieder an meinen Yogaschülerinnen.

Ich bin jetzt 47 Jahre alt. Ich höre nicht selten von Freundinnen oder Yogaschülerinnen, dass sie wegen ihres Alters ein wenig in Panik geraten. Ich habe hingegen überhaupt keine Probleme mit oder gar Angst vor dem Älterwerden. Erstens ist man bekanntlich nur so alt, wie man sich fühlt – und zweitens passt sich das Alter tatsächlich der Seele, den Gefühlen an! Schon als Jugendliche habe ich angefangen, mich für Yoga und Buddhismus zu interessieren. Aber man muss ja erst »etwas Ordentliches« lernen – so studierte ich Jura und Sprachen, bevor ich dann doch meinen Traum verwirklichte: Ich begann mit meiner Yogalehrerausbildung, wurde Schülerin von Dr. Kausthub Desikachar, dem Enkel von T. Krishnamacharya, dem »Vater des modernen Yoga«. Anschließend eröffnete ich ein Yogastudio in München und bin seither hauptberuflich Yogalehrerin. Da auch ich mich gern weiter entwickle, habe ich mich zur Hormon-Yogalehrerin bei der Begründerin des Hormon-Yoga, Dinah Rodrigues, ausbilden lassen und konnte seitdem vielen Frauen dabei helfen, ihre hormonellen Probleme auf sanfte und natürliche Weise in den Griff zu bekommen. Außerdem habe ich zusammen mit Kalashatra Govinda Prana-Yoga entwickelt und wurde letztes Jahr durch einen buddhistischen Mönch in Thailand geweiht.

Beim Recherchieren für das Buch, das du gerade in Händen hältst, habe ich einige wirklich unglaubliche Dinge herausgefunden – und ich freue mich sehr darauf, sie mit dir zu teilen!

Spieglein, Spieglein an der Wand …

»Bin ich schön?« Jede Frau stellt sich diese Frage in ihrem Leben wahrscheinlich öfter, als ihr lieb ist. Vielleicht gilt das auch für so manch einen Mann, aber aus eigener Erfahrung und zahllosen Gesprächen mit Kursteilnehmerinnen, Patientinnen und Freundinnen wissen wir, wie wichtig das Thema Schönheit gerade für Frauen ist. Schönheit verspricht uns einiges: Nur wer schön ist, wirkt anziehend auf andere. Schönheit garantiert, dass wir den richtigen Partner finden und dass wir uns wohl in unserer eigenen Haut fühlen können. Das sind viele Versprechungen – und alle sind sie falsch! Doch dazu kommen wir später …

Jeder definiert Schönheit anders. Ein Schmetterling ist schön. Ein blauer Himmel mit ein paar Schäfchenwolken ist schön. Ein Bergsee, in dem sich schneebedeckte Gipfel spiegeln, oder ein Mädchen, das mit fliegenden Zöpfen unterm Kirschbaum schaukelt, sind schön. Es gibt unzählige Dinge, die wohl fast jeder Mensch als schön empfindet. Sie sind schön, weil sie auf natürliche Weise – aus sich selbst heraus – schön sind. Wahre Schönheit braucht keine Hilfsmittel von außen. Doch wie ist das bei Menschen? Wen finde ich schön und wen nicht? Und: Bin ich schön – oder wenigstens schön genug? Hand aufs Herz – wie ist das, wenn du dir selbst diese Fragen stellst? Niemand wird deine Antwort hören, du kannst jetzt also ganz offen und aufrichtig sein. Schau dir an, was für Gefühle und Gedanken bei dieser Frage auftauchen. Du wirst schnell merken, dass in dieser Mini-Frage viele andere stecken:

- Was heißt »schön« eigentlich für mich?

- Was macht »mich« eigentlich aus? Immerhin habe ich viele Facetten. Manche entsprechen vielleicht dem, was ich als »schön« bezeichne, andere weniger. Also sollte ich die Frage, ob ich schön bin, ändern in: »Was an mir ist schön?«

- Ist das »Glas der Schönheit« für mich halbvoll oder halbleer? Halte ich eher nach dem Ausschau, was wertvoll und liebenswert an mir ist, oder fange ich an, nach Makeln und Schwächen zu suchen?

WAS FINDEST DU AN DIR SCHÖN? SCHREIB ES AUF!

Wir möchten mit dir eine Vorher-nachher-Übung machen. Nimm dir dafür ein Blatt Papier und einen Stift und notiere fünf Dinge, die du an dir schön findest. Womöglich wirst du etwas überlegen müssen, doch genau das ist das Ziel: Schau dich an und sieh dich mit positiven Augen. Schreibe anschließend drei Dinge auf, die dir an dir nicht gefallen. Falte den Zettel zusammen und benutz ihn beispielsweise als Lesezeichen, damit er nicht verloren geht. Wiederhole diese Übung, wenn du das Buch ausgelesen hast – oder in drei Monaten oder einem halben Jahr. Sei gespannt, wie sich deine Wahrnehmung verändert.

Fürs Erste reicht es, dass dir bewusst ist, das »Schönheit« gar kein so einfacher Begriff ist. »Objektive Schönheit« gibt's sowieso nicht, es kommt immer auf deinen Blickwinkel an. Vielleicht ist Schönheit ja viel mehr, als du denkst, und vielleicht ist sie auch etwas ganz anderes. Was du schön findest und ob du dich selbst schön findest, das ist vor allem eine Frage deiner bisherigen Perspektive. Wie du bald sehen wirst, kann es sehr hilfreich und wohltuend sein, diese Perspektive zu erweitern und auch einmal in eine ganz andere Richtung zu schauen …

Wenn der Wunsch nach Attraktivität unglücklich macht

Sich etwas zu wünschen ist ganz natürlich und auch wichtig. Was wäre das Leben ohne unsere Träume? Auch der Wunsch, schön und attraktiv zu sein, ist überhaupt kein Problem. Zum Problem wird es erst, wenn deine Wünsche dich unglücklich machen. Und das tun Wünsche immer dann, wenn sie einerseits sehr stark sind und andererseits unerfüllbar scheinen. Unser Wunsch nach Schönheit hat leider ein enormes Frustpotenzial. Es ist kein Zufall, dass so viele von uns unzufrieden sind und sich minderwertig fühlen, nur weil ihr Aussehen nicht ihren Erwartungen entspricht. Wir tun ja schließlich auch einiges dafür, unseren Wunsch unerfüllbar zu machen: Wir suchen nach Fehlern und Makeln, wenn's sein muss auch vor dem Vergrößerungsspiegel. Wir identifizieren uns mit unseren »Schwächen«, vergleichen uns mit Hollywoodschauspielerinnen – professionell geschminkte, versteht sich! – und reden uns ein, wie hässlich und unattraktiv wir doch sind. Und wer noch etwas gnadenloser mit sich umzugehen gewohnt ist, folgert aus: »Ich bin nicht schön genug« irgendwann: »Ich bin minderwertig, ich tauge nichts.«

Manche Menschen werden nicht nur unglücklich, sondern geradezu krank, weil sie ihr Aussehen (und damit sich selbst) ablehnen. Der Wunsch nach Attraktivität hat schon manche Frau in die Essstörung getrieben oder sie zu riskanten Schönheitsoperationen genötigt. Doch auch wenn wir nicht ganz so weit gehen und wir einen großen Teil unserer Zeit »nur« in Kosmetiksalons, Solarien oder Fitnessstudios verbringen, sollten wir einmal genau hinschauen: Wollen wir wirklich etwas für unser Wohlbefinden und unsere Fitness tun oder steckt vielleicht doch etwas ganz anderes dahinter? Eine in der Psychologie wohlbekannte Tatsache ist, dass sich hinter der Sehnsucht nach Schönheit sehr oft die Sehnsucht versteckt, geliebt zu werden. »Wer schön ist, ist auch liebenswert«, so lautet die typische Denkfalle, in die wohl jede Frau früher oder später einmal tappt. Wenn du dir wünschst, schön zu sein, ist das wie gesagt völlig okay. Wenn du allerdings jemand anders sein willst, ist es nicht mehr okay. Denk immer daran, dass die »Idealfiguren«, die du in der Werbung siehst, nur Kunstfiguren sind. Sie werden dafür bezahlt, gut auszusehen. Und was die Natur nicht schafft, müssen die Bildbearbeitung am Computer oder der Maskenbildner leisten. Ein makelloses Äußeres mag dir vielleicht ein paar Dinge leichter machen, es wird aber ganz bestimmt keine Probleme lösen. Ansprechend auszusehen macht dich weder beliebter noch weniger einsam, und auch deine Selbstzweifel lösen sich nicht in Luft auf, nur weil du reinere Haut oder festeres Bindegewebe hast.

DIE TÜR GEHT NACH INNEN AUF!

Auf diese Wahrheit sind wir im Laufe der letzten Jahre immer wieder gestoßen und sie war der Anlass und die Motivation dafür, das Buch, das du in den Händen hältst, überhaupt zu schreiben. Du wirst das Glück nie außerhalb von dir finden – und deine wahre Schönheit auch nicht. Du brauchst daher keine Hilfsmittel, keine Operationen oder sonstige Krücken. Wir sind davon überzeugt, dass jede Frau das Potenzial hat, glücklich und attraktiv zu sein. Manche Dinge an uns und unserem Äußeren können wir allerdings nicht verändern: Wir sind nun einmal nur so groß, wie wir sind, und nicht 15 Zentimeter größer. Auch unsere Füße werden nicht kleiner, indem wir sie in zu enge – obwohl wunderschöne – Schuhe zwängen. Und wenn wir nun mal nur jeden zweiten Ton der Tonleiter treffen, sollten wir auch aufhören, danach zu streben, eine berühmte Sängerin zu werden. Der erste Schritt auf unserem Weg besteht also darin, uns von Wünschen zu befreien, die uns frustrieren und uns von uns selbst entfernen.

Perfektion ist ein Schönheitskiller

Perfektionismus gilt ja zuweilen als Tugend. Aber das ist wie mit der Jungfräulichkeit: Diese Tugend ist auf Dauer unbefriedigend und es kostet zu viel, sie aufrechtzuerhalten. Es ist den Aufwand einfach nicht wert. Für viele Frauen ist es schwierig, das Streben nach Perfektion abzuschütteln. Hier können ein paar befreiende Gedanken helfen. Zunächst einmal wissen wir es ja alle: Nobody is perfect. Warum also die ganze vergebliche Mühe? Tja – jetzt landen wir wieder bei der gleichen Geschichte, um die es beim Thema Schönheit schon ging: Wenn du perfekt aussehen oder alles perfekt machen willst, dann ganz bestimmt nicht, weil das so ein Riesenspaß für dich ist; wer perfekt sein will, der will vor allem eines – andere beeindrucken, Anerkennung und Wertschätzung erfahren. Nur funktioniert das Ganze so nicht. Psychologische Studien haben gezeigt, dass Perfektionismus eine Quelle nicht endender Frustration und innerer Unruhe ist. Das Risiko, Depressionen, Burn-out oder Ängsten zum Opfer zu fallen, ist bei Perfektionisten deutlich erhöht. Zudem fehlt allem, was perfekt ist, etwas ganz Entscheidendes – nämlich die Lebendigkeit, die Natürlichkeit und wenigstens eine kleine Portion Unvollkommenheit. Klingt seltsam? Und doch stimmt es. Perfekte Schönheit ist nicht schön, sondern ganz im Gegenteil sogar ein Schönheitskiller – das haben wissenschaftliche Versuche gezeigt. Exakte Symmetrie der Gesichtszüge wird als kalt und nicht besonders attraktiv empfunden. Perfektion ist etwas Statisches. Schaufensterpuppen sind perfekt. Ganz ebenmäßig und mit Idealmaßen. Und doch würde sich nur jemand, der nicht mehr alle Tassen im Schrank hat, in eine Schaufensterpuppe verlieben. Der Politiker und Schriftsteller Walther Rathenau hatte also durchaus recht, als er schrieb:

»Je vollkommener etwas ist, desto schwerer ist es uns, es zu lieben.«

Zum Glück ist Perfektionismus keine Frage des Schicksals, sondern lediglich eine schlechte Gewohnheit. Ebenso wie wir irgendwann gelernt haben zu denken, dass wir perfekt sein müssen, können wir das auch wieder verlernen.

Wenn es uns gelingt, uns von Perfektions- und Kontrollzwang zu befreien, werden wir uns freier und lebendiger fühlen und gelassener werden, denn der Wunsch nach Perfektion erzeugt eine Menge Stress.

SO LERNT UNSER KOPF LOSZULASSEN

Wir geben zu, es ist einfacher gesagt als getan. Es gibt diese berühmte Übung, in der man aufgefordert wird: »Denk jetzt *nicht* an einen rosa Elefanten!« Unwillkürlich denkt natürlich *jeder* an den rosa Elefanten. Vielleicht fliegt er sogar durch ein weißes Wolkenmeer. Doch was noch viel wichtiger ist: Er zaubert uns ein Lächeln auf die Lippen. Dabei ist er ganz und gar nicht perfekt, wie seine Artgenossen, denn welcher Elefant ist schon rosa oder kann fliegen? Was wir damit sagen wollen: Wenn wir uns in Gedanken hinreißend und witzig finden, dann lernt unser Kopf auch, dem Drang nach Perfektion zu widerstehen. Wir lernen, zu uns selbst zu stehen, und zwar so, wie wir sind.

So stressen wir uns selbst

»Stress? Kenn ich nicht!« Kannst du das von dir sagen? Falls ja, hast du's geschafft, denn nichts belastet den Menschen mehr als Stress. Und nichts schadet seiner Gesundheit und seinem Aussehen so sehr. Wer frei von Stress ist, ist wohl schon länger in der »Buddha-Richtung« unterwegs, ob nun bewusst oder unbewusst. Gelassen und entspannt im gegenwärtigen Augenblick zu leben, ist die beste Garantie gegen Sorgenfalten. Doch für die meisten von uns gehört Stress zum Alltag. Wir haben kaum die Augen geöffnet, da geht es schon los: Der Wecker reißt uns aus unseren Träumen und sofort stehen endlose To-do-Listen, Termine oder die Bedürfnisse unserer Kinder und Partner in drohender Klarheit vor unserem geistigen Auge. Die nächsten Stressoren warten im Bad auf uns – der Blick in den Spiegel, der Gang auf die Waage, das schlechte Gewissen, wenn wir an das gestrige Abendessen samt Dessert denken … Mit dem Thema Aussehen können wir wirklich eine Menge Stress verursachen. Der bereits erwähnte Perfektionismus ist zum Beispiel perfekt geeignet, um einem den letzten Nerv zu rauben. Auch in jeder Lebenslage hohe Erwartungen an sich selbst zu stellen, ist sehr wirkungsvoll, um uns zu stressen und uns unzufrieden zu machen. Oder Vergleiche. Die bringen uns auf jeden Fall um unser Selbstwertgefühl und unsere Gelassenheit. Und da es immer Menschen geben wird, die schöner, jünger, reicher oder berühmter sind als wir, haben wir auch mehr als genug Möglichkeiten, beim Vergleichen jedes Mal den Kürzeren zu ziehen.

Natürlich ist niemand von uns so blöd, sich absichtlich Stress zu machen. Warum also können wir uns nicht einfach entspannen und alles loslassen, was uns belastet? Das liegt vor allem daran, dass unser Gehirn eine Art Stress-Suchmaschine ist. Zumindest dann, wenn wir es (unbewusst) auf Stress programmiert haben, was leider bei den meisten der Fall ist. Psychologen schätzen, dass rund 90 Prozent von all dem Stress, den wir erleben, selbstgemacht ist. Und was den Stress betrifft, der mit unserem Aussehen zusammenhängt, steigt die Quote eher auf 99 Prozent.

> Wenn du das ändern willst, solltest du noch heute damit beginnen, den Kampf gegen Windmühlen aufzugeben.

Wir haben es bereits erwähnt: Es gibt nun mal einige Faktoren, die wir einfach nicht verändern können. Wir können uns nicht aussuchen, ob wir groß oder klein sind oder wie unser Körperbau und die Form unserer Nase beschaffen sind. Wenn dir deine Brüste zu klein erscheinen oder wenn du eine Narbe hast, die dich stört, kannst du das natürlich operieren lassen. Doch schau genau hin: Ist es der tatsächliche Makel, der dich unzufrieden macht? In einigen Fällen können Schönheits-OPs das Wohlbefinden wirklich verbessern, doch die Unzufriedenheit mit sich selbst ist häufig tiefer begründet und lässt sich nicht wegoperieren. Bestimmt hast du schon von den allzeit gestressten Promis gehört, die von einer OP zur nächsten schreiten und doch immer wieder neue Schwachstellen bei sich entdecken. Auch wenn der Chirurg sich darüber freuen dürfte – der Drang zur Veränderung wird bei vielen zur Sucht, was bedauerlich ist. Steig gar nicht erst in dieses Karussell ein. Beginne stattdessen mit den Faktoren, die du sehr wohl verändern kannst. Beispielsweise muss niemand übergewichtig sein, eine schlechte Haltung haben oder unter Energielosigkeit leiden. Das A und O allerdings bei allem, was du angehst, ist der Spaß. Versuche nicht, gegen dich selbst anzukämpfen. Wenn du etwas für deine Fitness oder Gesundheit tust, ist das prima, solange du mit Spaß bei der Sache bist.

MACH DIR DEINEN ALLTÄGLICHEN SPORT BEWUSST

Viele Frauen sind unzufrieden, weil sie das Gefühl haben, Sportmuffel zu sein und doch endlich mal etwas tun zu »müssen«. Bewegung ist zweifelsohne wichtig. Doch hast du schon einmal darüber nachgedacht, wie viel du dich tatsächlich jeden Tag bewegst, auch ganz ohne Sport? Bereits einkaufen gehen, mit den Kindern fangen spielen, die Wohnung putzen, zur Arbeit radeln, Treppensteigen oder Sex ist Sport und darf auch so gewertet werden. Und vielleicht gehörst du ja auch zu den Frauen, deren Haushaltsordnung eher, sagen wir, chaotisch ist. Herzlichen Glückwunsch! Die Kilometer, die du täglich durch deine Wohnung pirschst, weil du etwas suchst, von dem du nicht mehr weißt, wo du es gestern hingelegt hast, können sicher jeden Marathon toppen.

Dass der ständige Kampf um ein besseres Aussehen Stress verursacht, ist schlimm. Noch schlimmer ist aber vielleicht, dass unsere verzweifelten Versuche, im Äußeren Veränderungen zu bewirken, wertvolle Lebenszeit kosten. Diese Zeit könnten wir sehr viel besser nutzen, wenn wir lernen würden, uns zu entspannen, zur Ruhe zu kommen, achtsamer mit uns selbst und anderen umzugehen und loszulassen. Hier kommt Buddha ins Spiel. Aus dem Buddhismus kommen nämlich genau die Impulse, die wir heute wohl nötiger brauchen als je zuvor. Wenn du lernst, nach innen zu schauen, und wenn du bereit bist, deine innere Schönheit zu pflegen, wird deine äußere ganz von selbst in Erscheinung treten. In den folgenden Kapiteln wollen wir dir daher einige spirituelle Schönheitsgeheimnisse näherbringen und dir zeigen, wie sie dir helfen werden, zu innerer und äußerer Harmonie zu finden.

Die drei Buddha-Prinzipien

Was Botox mit Schönheit oder zumindest mit dem Wunsch, schön zu sein, zu tun hat, leuchtet jedem schnell ein. Aber wie ist das denn jetzt genau mit Buddha? Ein Kosmetikstudio hat der ja bekanntlich nicht betrieben. Wann auch? Buddha verbrachte seine Zeit am liebsten damit zu meditieren und über den Sinn des Lebens nachzudenken, wodurch er schließlich erleuchtet wurde. Erleuchtet zu sein ist eine feine Sache. Du kannst dir das ungefähr so vorstellen: Wenn du erleuchtet bist, bist du total zufrieden mit dir und dem Wetter, hast weder Zukunftssorgen noch Ängste, schläfst prima, bist nett zu deinen Nachbarn und rund um die Uhr tiefenentspannt und gut drauf. Von Stress keine Spur. Okay, zugegeben – auch Erleuchtete haben es nicht immer leicht, aber zumindest nehmen sie's leicht, und darauf kommt es ja letztlich an.

Die gute Nachricht: Wenn es dir in erster Linie darum geht, glücklicher, entspannter und lebendiger und damit zugleich auch attraktiver und schöner zu werden, musst du dafür keinen buddhistischen oder sonstigen Tempel betreten, geschweige denn in orangefarbenen Roben herumlaufen. Zusammenfassen lässt sich die »Buddha-statt-Botox-Philosophie« recht einfach: Statt uns Botox spritzen oder Fett absaugen zu lassen, sollten wir unsere Energie lieber darauf verwenden, uns mit unserem Körper anzufreunden, achtsam und entspannt mit ihm umzugehen und gut für uns selbst zu sorgen. Dabei helfen uns die drei Buddha-Prinzipien. Sie bilden die Grundlage für alle Übungen und praktischen Anwendungen, die du in diesem Buch finden wirst. Und sie erklären, was die innere mit der äußeren Schönheit zu tun hat.

1. Buddha-Prinzip: Sei positiv, denn dein Körper folgt deinem Geist

Dein innerer Zustand hat ganz konkrete Auswirkungen auf dein Äußeres und darauf, wie du von anderen wahrgenommen wirst. Mit anderen Worten:

WER GUT DRAUF IST, DEM SIEHT MAN DAS AUCH AN – UND ZWAR NICHT NUR AN DER NASENSPITZE.

Wenn du innerlich in Harmonie, sprich glücklich und ausgeglichen bist, so wird das dein ganzes Leben verändern. Dann geschehen plötzlich wahre Wunder: Deine Körperhaltung strahlt Energie aus, du holst dir nicht mehr so leicht eine Erkältung, auf einmal bekommst du die besseren Jobangebote und triffst immer öfter interessante Leute, die dich inspirieren. Das hat übrigens gar nicht viel mit Wundern zu tun, sondern mit Karma, dem Gesetz von Ursache und Wirkung, denn das besagt: »Was du ausstrahlst, das ziehst du auch an.« Die innere Einstellung ist wichtiger als die äußere Schale. Wir treffen lieber Menschen, die freundlich, gelassen und heiter sind, als solche, die ständig an sich, an uns und allen und allem anderen herummeckern. Da hilft es diesen Nörgeltanten auch nicht, wenn sie ihre Augenbrauen perfekt gezupft und eine dicke Schicht Make-up aufgetragen haben – wir werden sie trotzdem meiden.

Es ist also sehr viel klüger, sich um sein Inneres als um Äußerlichkeiten zu kümmern. Das heißt jetzt natürlich nicht, dass du dein Äußeres vernachlässigen oder dich gehen lassen sollst. Eine nährende Kurspülung, eine reichhaltige Bodylotion oder ein Outfit, das optimal zu deinem Typ passt, können natürlich dazu beitragen, dass du dich wohler fühlst. Aber es gibt eben noch Wichtigeres als teure Pflegemittel, nämlich deine Gemütsverfassung, die Beschaffenheit deiner Gefühle und Gedanken oder mit einem Wort: dein Seelenzustand. Dein Seelenzustand macht den Unterschied aus. Ganz egal, ob es um deine Beziehungen, deinen Job oder deine Laune geht. Und er ist natürlich auch ganz entscheidend, wenn's um deine Gesundheit oder dein Aussehen geht. »Wie innen, so außen.« Erst der Geist, dann der Körper. In Schillers Wallenstein-Trilogie steht der berühmte Satz: »Es ist der Geist, der sich den Köper baut.« So ähnlich hat Buddha das übrigens auch gesagt – allerdings schon gut 2000 Jahre vorher: »Der Geist ist alles. Du wirst, was du denkst«.

Dank fleißiger Forscherinnen und Forscher in aller Welt gibt es inzwischen zuhauf Belege für die geheimnisvolle Macht des Geistes. Fürs Erste fällt uns ein aufschlussreicher Kurzfilm ein, der zeigt, dass sich unser Aussehen allein schon dadurch verbessert, dass wir *denken*, wir würden besser aussehen. Wenn du Lust hast, kannst du dir das Ganze mal auf YouTube anschauen. Der Film heißt *Dove-Patches, Beauty is a state of Mind*. Er zeigt ein soziales Experiment, das belegt, dass Schönheit nicht zuletzt auch eine Frage der Einstellung ist: Vor einigen Jahren wurde dieser Versuch im Auftrag der Kosmetikmarke Dove unter der Leitung der Psychologin Dr. Ann Kearney-Cooke durchgeführt. Ausgehend von der Beobachtung, dass die meisten Frauen weltweit große Probleme mit ihrem eigenen Aussehen haben, wurden einige Frauen dazu eingeladen, an einem »spektakulären Versuch« teilzunehmen: Den Teilnehmerinnen wurde ein revolutionäres Schönheitspflaster vorgestellt, dass sie zwei Wochen lang jeweils 12 Stunden täglich testen sollten. Während dieser 14 Tage sollten sie alle Beobachtungen per Video-Tagebuch dokumentieren. Schon nach wenigen Tagen gaben die Frauen an, dass sie sich dank des Pflasters rundum besser und selbstbewusster fühlten. Zudem fiel es den Teilnehmerinnen zunehmend leicht, Komplimente anzunehmen. Was aber wohl das Wichtigste war: Sie begannen ganz konkret damit, ihr Leben positiv zu verändern und schädliche Gewohnheiten abzulegen. Am Ende dieses kleinen Experiments eröffnete Dr. Kearney-Cooke ihren Versuchskaninchen schließlich, dass das »revolutionäre Pflaster« in Wirklichkeit keinerlei Wirkstoffe enthielt. Alles reine Einbildung!

Ebenso wie Placebos, also Scheinmedikamente, die Selbstheilung in Gang setzen, indem sie unser subjektives Empfinden positiv verändern, beeinflusst allein der Glaube an die eigene Attraktivität das Gefühl, schön zu sein. Nach dem Pflaster-Experiment zog Dr. Kearney-Cooke das Fazit, dass Frauen umso mehr Zufriedenheit und Selbstbewusstsein ausstrahlen, je schöner sie sich fühlen. Umgekehrt gilt aber leider auch: Wenn es uns schwerfällt, unsere eigene Schönheit wahrzunehmen und anzuerkennen, wirkt sich das negativ auf unsere Zufriedenheit aus. Und als ob das nicht schon genug wäre, erhöhen Selbstzweifel auch noch das Risiko, sich gehenzulassen, sich ungesund zu ernähren, stundenlang auf dem Sofa herumzulümmeln und andere ungünstige Verhaltensweisen anzunehmen – ganz nach dem Motto: »Ist ja sowieso schon alles egal …«

Vertrauen in die eigene Ausstrahlung und die natürliche Attraktivität zu gewinnen, ist nicht leicht – das wissen wir wohl alle nur zu gut. Zum Glück lässt sich Selbstvertrauen aber üben.

Konzentriere dich auf deine eigenen Kräfte, freunde dich mit dir selbst an und befreie dich von der schlechten Gewohnheit, dich selbst ständig zu bewerten und zu verurteilen.

DIE POSITIVE KRAFT VON AFFIRMATIONEN

Versuche einmal einen anderen Start in den Tag. Statt dich müde ins Bad und anschließend zur Kaffeemaschine zu schleppen, stelle dich aufrecht vor deinen Spiegel, mach dich wirklich groß und sprich dir Kraft, Mut und Liebe zu. Solch eine Affirmation kann lauten: »Ich bin schön und ich bin liebenswert.« oder »Ich packe den Tag energiegeladen an.« Überlege dir, was dir persönlich wichtig ist, und formuliere es als bekräftigende Zustimmung, die du dir jeden Tag lächelnd aufsagst.

Einige Erkenntnisse aus der Mind-Body-Medizin

Seit einigen Jahren beschäftigen sich weltweit Mediziner, Psychologen, Neurobiologen und Gehirnforscher mit der Frage, wie unser Geist (»Mind«) und unser Körper (»Body«) zusammenwirken. Dabei haben die Wissenschaftler Interessantes entdeckt: Wer gestresst, überfordert, frustriert oder auch einfach »nur« so richtig mies drauf ist, fängt sich schneller einen Virus ein, holt sich leichter einen Hexenschuss und leidet eher unter Kopfschmerzen oder Migräne. Bei entsprechender Veranlagung können belastende Gefühle sogar schon mal einen Herzinfarkt auslösen. Warum das alles so ist, das erforscht die Mind-Body-Medizin. Tatsächlich hängen Gesundheit und Schönheit eng zusammen. Eine gute Gesundheit ist die beste Voraussetzung dafür, dass du dich nicht nur gut fühlst, sondern auch gut aussiehst. Die Mind-Body-Medizin sieht den Menschen als ein Ganzes. Sie basiert auf der Erkenntnis, dass unser Bewusstsein und unser Körper eine untrennbare Einheit bilden. Dementsprechend viele Elemente fließen dabei zusammen: Medizin, Psychologie, Ernährung, körperliche Bewegung und vor allem Stressmanagement. Methoden, die Stress reduzieren, wie Yoga, Taiji, Qigong oder Meditation, haben daher ihren festen Platz in der Mind-Body-Medizin. Immer klarer zeigt sich, wie sehr unsere geistige Einstellung dazu beiträgt, Selbstheilungskräfte zu wecken und den inneren Heiler auf den Plan zu rufen. Wer gelassen, ausgeglichen und weitgehend stressfrei lebt, schläft besser, macht sich weniger Sorgen, grübelt seltener und fühlt sich im Allgemeinen leicht und unbeschwert. Dies alles ist nicht nur das beste Schönheitsmittel überhaupt, sondern ruft wiederum seltener Krankheiten auf den Plan. Bei der Behandlung von chronischen Erkrankungen wie Krebs, Stoffwechselstörungen oder Herz-Kreislauf-Beschwerden zeigt die Mind-Body-Medizin erstaunliche Erfolge. Tatsächlich sind die Wirkungen von Gedanken und

Gefühlen auf jede einzelne Zelle unseres Körpers, die Hormone und das Immunsystem beeindruckend. Positive Gedanken und Gefühle, innere Ruhe und Lebensfreude

- lassen Reparaturmechanismen in den Zellen reibungslos ablaufen,
- stärken das Immunsystem,
- verringern die Schmerzempfindlichkeit,
- harmonisieren die Verdauung und wirken Verdauungsstörungen entgegen,
- beschleunigen die Wundheilung,
- senken die Allergieanfälligkeit,
- wecken die Selbstheilungskräfte,
- verlangsamen den Alterungsprozess und führen dazu, dass die Zellen sich verjüngen,
- reduzieren Stress und erleichtern es, ungesunde Verhaltensweisen, mit denen viele von uns auf Stress reagieren, zu durchbrechen.

Sorgen dagegen lassen dich alt aussehen. Wut und Zorn vergiften deine Ausstrahlung. Ängste und Selbstzweifel kosten dich deine Lebensfreude und blockieren deine Lebensenergie. Dein Körper kann ganz unglaubliche Dinge vollbringen! Zum Beispiel kann er schädliche freie Radikale neutralisieren, Immunzellen aktivieren und sogar Schäden im Erbgut reparieren. Das Einzige, was du tun musst, um ihm dabei ein bisschen auf die Sprünge zu helfen, ist zu lernen – und das heißt vor allem zu »üben« –, gelassener, fröhlicher und entspannter zu werden. Leichter gesagt als getan? Nun, es gibt einige Möglichkeiten, das umzusetzen. Diejenige, mit der wir selbst (und noch ein paar Millionen andere Leute) die besten Erfahrungen gemacht haben, hat der indische Weise Patanjali schon vor rund 2000 Jahren ganz gut auf den Punkt gebracht, als er Yoga definierte. Zu Beginn seiner Yoga-Sutras heißt es nämlich sinngemäß: »Yoga ist die Beruhigung des Denkens.« Mit anderen Worten: Bringe deinen Kopf zur Ruhe und bremse das Gedankenkarussell in dir ab. Der erste und vielleicht auch wichtigste Schritt zu innerer und äußerer Schönheit besteht nämlich darin, mehr zu spüren und nicht endlos darüber nachzudenken, was alles mit uns selbst und den anderen um uns herum nicht in Ordnung ist.

2. Buddha-Prinzip: Spüre mehr, denke weniger

An sich ist Denken ja keine üble Sache. Wenn wir nicht denken könnten, könnten wir auch kein Buch lesen, geschweige denn verstehen, was drin steht. Wir würden nie und nimmer den Weg zum nächsten Supermarkt finden, und wenn zufällig doch, hätten wir keine Ahnung, was wir da einkaufen sollten – und natürlich wüssten wir erst recht nicht, wie man Spaghetti und dazu noch eine leckere Soße kocht. Keine Frage: Denken ist für den Menschen überlebenswichtig – nicht nur, um seinen Alltag auf die Reihe zu kriegen, sondern zum Beispiel auch, um Computer zu programmieren oder neue Medikamente gegen Krampfadern zu entwickeln. Doch wie viel Zeit verbringen wir wirklich mit konstruktiven und produktiven Gedanken? Wenn wir ehrlich sind, ist das meiste von dem, was uns den lieben langen Tag so durch den Kopf geht, ziemlich überflüssig, wenn nicht gar totaler Quatsch.

Es sind die ziellosen, ungerichtet herumschweifenden Gedanken, die uns die Laune verderben und uns Sorgenfalten in die Stirn graben. Buddhisten nennen den Teil unseres Bewusstseins, der ständig damit beschäftigt ist, sich unnötige und belastende Gedanken zu machen, den »Affengeist«.

Sich Sorgen um seine Zukunft oder die seiner Kinder zu machen, seiner Nachbarin den Teufel an den Hals zu wünschen, sich ständig über sein Aussehen, seinen Job, seine Kollegen oder seinen Partner zu ärgern – all das macht uns sowohl krank als auch hässlich. Angst, Sorgen, Ärger und Selbstzweifel verursachen Stress, und Stress macht ein Gesicht nicht hübscher. Können wir aber überhaupt ohne Sorgen, Ängste, Ärger, Ungeduld – ohne Stress – leben? Na ja, vielleicht nie so ganz, aber es ist doch erstaunlich, wie viel entspannter wir sein könnten, wenn … tja, wenn wir nur wüssten, wie man das anstellt. Wie durchbricht man den energieraubenden Kreislauf aus destruktiven Gedanken und negativen Gefühlen? Wie legt man den Hebel um? Mit einem Glas Champagner in der heißen Badewanne? Kurzfristig ist das gar keine so schlechte Idee. Mit einem kleinen Schwips und warmem Wasser konnte schon so manch eine Sorge weggespült werden. Auf die Dauer hilft die Strategie allerdings nicht wirklich – du kannst ja schließlich nicht den ganzen Tag in der Wanne sitzen, und Champagner ist teuer.

Zum Glück gibt es eine viel einfachere und bewährte Methode, um Stress schnell abzubauen: Verlagere deine Aufmerksamkeit! Steige öfter mal aus der Welt in deinem Kopf aus, und tritt in die wirkliche Welt, die Welt der Sinne ein. Höre auf zu grübeln und fange an zu atmen, zu leben und dein Leben zu genießen – dazu brauchst du bestimmt keinen Schwips im Schaumbad.

Eine Sorge, die viele Frauen teilen und die tatsächlich einen Großteil des »Affengeistes« bestimmt, ist die Unzufriedenheit mit dem eigenen Aussehen. Wenn Frauen sagen, dass sie mit ihrem Aussehen unzufrieden sind, meinen die meisten damit, dass sie mit ihrem Körper unzufrieden sind. Wie ist das denn bei dir? Findest du auch, dass dein Körper eher das Problem als die Lösung ist? Diese Sichtweise wäre zwar eher »normal«. Trotzdem ist sie recht einseitig. Immerhin ist so ein Körper ja eine tolle Sache: Ohne Körper wärst du nur ein Gespenst.

> **Ohne deinen Körper könntest du nicht fühlen, du könntest nicht handeln und keinen anderen Menschen berühren. Und natürlich könntest du dich selbst auch gar nicht spüren und somit auch nicht die wertvollen Augenblicke deines Lebens geniessen.**

Aber es kommt noch etwas dazu: Wenn du keinen Weg findest, in Frieden und Gelassenheit mit und in deinem Körper zu leben, dann kannst du nicht schön sein. Denn wer sich selbst – und das heißt eben auch seinen eigenen Körper – nicht annehmen kann, dem merkt man das leider schnell an, und der wirkt auf andere weder anziehend noch begehrenswert. Dass viele Frauen (und Männer übrigens ganz genauso) ihren Körper nicht ausstehen können, ist kein Zufall.

Unser heutiger Blick auf den Körper ist unbarmherzig, da er völlig auf Äußerlichkeiten und vermeintliche Perfektion fixiert ist. Das Ideal vom »makellosen Body« wird uns von klein auf eingeimpft. Und was die Barbiepuppe nicht schafft, das schaffen die Werbeblöcke im Fernsehen mit ihren strahlenden Joghurt- und Bikinimodels, das schaffen Plakate mit photogeshopptem Bindegewebe oder die täglichen Casting- und Modelshows. Die unterschwellige Botschaft, die da ständig mitschwingt, lautet: »Willst du erfolgreich und glücklich sein, dann musst du schön, jung und dünn sein – und am besten pausenlos dümmlich vor dich hinlächeln.«

Unsere Gesellschaft ist heute geradezu körperbesessen: Ob Fitnessstudios, Diätdrinks, Abnehm-Apps oder Beauty-Spas – wir investieren viel Zeit und Geld, um unseren Körper aufzupimpen. Maß aller Dinge ist dabei das Messen und Wiegen, das Zentimeterband und die Körperwaage und allen voran der Spiegel. Im Spiegel checken wir ab, ob wir liebenswert sind oder nicht. Natürlich passiert das oft nicht bewusst, aber es passiert doch sehr oft. Leider sehen allzu viele Frauen in ihrem Körper nur noch das, was ihnen der Spiegel zeigt. Gut möglich, dass du auch zu ihnen gehörst. Dann solltest du dir aber unbedingt eines bewusst machen: Der Blick in den Spiegel ist sehr oberflächlich. Du kannst viel tiefer schauen, und das solltest du auch! Nur so wirst du entdecken, was es wirklich bedeutet, einen empfindsamen, beseelten Körper zu haben, achtsam im eigenen Körper zu leben und sich dort auch so richtig wohlzufühlen. Tatsächlich kann unser Körper zu einem Schlüssel zu mehr Wohlbefinden, Lebensfreude und Gelassenheit werden – allerdings klappt das nicht, solange wir unseren Körper mit unserem Spiegelbild verwechseln.

> Ein harmonisches Körpergefühl können wir nie dadurch entwickeln, dass wir uns im Spiegel betrachten.

Der Spiegel zeigt nur das Äußere, und nicht mal das tut er wirklich gut, da er immer nur eine Perspektive zeigt. Zudem finden wir im Spiegel leider auch immer genau das, wonach wir Ausschau halten. Und wenn wir nach Schwächen und Makeln suchen, dann werden wir die da garantiert auch ganz schnell finden.

Du siehst also: Dein Körper kann eine Quelle des Glücks oder des Unglücks sein. Die Entscheidung darüber liegt nicht bei ihm. Letztlich ist es nur eine Frage deiner Sichtweise. Du kannst sofort damit beginnen, deinen Körper nicht länger als ein Problem anzusehen, sondern als Weg, der dich zu deiner Lebendigkeit, Sinnlichkeit und natürlichen Schönheit zurückführt. Auch im Praxisteil findest du viele Übungen und Anregungen, die dich dazu einladen, auf eine neue, mitfühlendere Weise mit deinem Körper umzugehen. Achtsamkeit ist viel befriedigender als Oberflächlichkeit. Wenn du willst, kannst du jederzeit lernen, einen guten Kontakt zu deinem Körper herzustellen und dich in ihm zuhause zu fühlen, statt ihn von außen und distanziert als »Fremd-Körper« anzusehen. Vollkommen egal, ob du spazieren gehst, ein paar Yogaübungen machst, Akupressurpunkte behandelst oder deine Körperhaltung verbesserst – denke dabei an zwei einfache Grundsätze:

- ***Die innere Einstellung ist wichtiger als die äußere Ausführung.***

- ***Das Wie ist wichtiger als das Was.***

SO MACHST DU DEINEN KÖRPER ZU DEINER BESTEN FREUNDIN

Hier möchten wir dir zwei einfache Tricks zeigen, um einen guten und harmonischen Kontakt zu deinem Körper aufzubauen:

1. Bleibe ganz bei dir

Ob nun im Alltag oder beim Üben: Du lebst ohnehin immer in deinem Körper, also kannst du es auch gleich ganz bewusst und aus vollem Herzen tun. Lasse dich ganz darauf ein, dich zu spüren. Tauche tief in dein körperliches Dasein ein. Ob du stehst oder liegst, tanzt oder duschst, am Computer sitzt oder deinen Partner liebst – denke nicht zu viel nach, bewerte und verurteile dich nicht, sondern bleibe ganz im Moment. Bleibe gesammelt und in dir verankert. Spüre immer wieder einmal deinen Atem, die Haltung deines Körpers, die Spannung oder Entspannung deiner Muskeln in der Bewegung oder in der Ruhe. Versuche, dir selbst möglichst nah zu bleiben. Mach es dir mit anderen Worten in dir selbst gemütlich.

2. Nimm deine Sinne mit auf die Reise

Leider ist die Gefahr heute groß, dass wir die Welt nur noch aus zweiter Hand – durch Displays und Medien – erfahren. Und das kann sehr schnell in ein Gefühl der Sinnlosigkeit münden, was sowohl unsere innere als auch äußere Schönheit verwelken lässt. Jede Frau hat die natürliche Fähigkeit, ihre Sinne zu wecken und zu entfalten. Durch unsere Sinne – und das heißt insbesondere durch unseren Körper – erleben wir die Welt. Und je mehr Raum wir unserer Sinnlichkeit geben, desto lebendiger fühlen wir uns. An sich ist es recht einfach, seine Sinne wachzukitzeln. Dazu müssen wir nur wirklich einmal darauf achten, wie sich unser Körper anfühlt, wie der Himmel, die Bäume und Wiesen aussehen, wie ein Blumenstrauß, eine Bodylotion oder eine Tasse Tee duftet, wie warm und weich das Badewasser sich an unsere Haut schmiegt oder wie ein Mozart-Klavierkonzert oder ein Song unserer Lieblingsband sich wirklich anhört, wenn wir ganz genau hinhören, hinsehen, hinfühlen. Jeder Augenblick, in dem wir die Zeit vergessen und uns selbst oder die Welt um uns herum genießen, ist ein Moment der Sinnlichkeit. Und umso mehr solcher Momente wir erleben, umso besser.

3. Buddha-Prinzip: Bleibe achtsam – lebe jetzt!

Mit der Achtsamkeit ist es ähnlich wie mit der Liebe: Eigentlich wissen wir alle, wie wichtig sie ist – aber müssen wir wirklich noch etwas dazu lesen? Ist nicht schon alles gesagt worden? Schon möglich. Trotzdem haben wir uns bewusst dafür entschieden, dir das Thema Achtsamkeit so nahe wie möglich zu bringen. Erstens wurde über Achtsamkeit längst nicht so viel geschrieben wie über die Liebe, zweitens gibt es bestimmt ein paar Dinge, die du über die Bedeutung der Achtsamkeit für deine Gesundheit, dein Aussehen und dein Glück noch nicht erfahren hast, und drittens ist die Kunst der Achtsamkeit zusammen mit der Meditation auch nicht ganz umsonst die wohl wichtigste Säule der buddhistischen Philosophie. Alle Prinzipien, die du bisher kennengelernt hast, sind in der Achtsamkeit quasi »all inclusive«. Wenn du dich verstärkt auf dein Inneres konzentrierst (1. Buddha-Prinzip), dem Spüren etwas mehr und dem grüblerischen Denken etwas weniger Raum gibst oder deinen Körper als Schlüssel zu mehr Ausgeglichenheit und Entspanntheit nutzt (2. Buddha-Prinzip), dann klappt all das nur wirklich dann so richtig, wenn du dabei auch achtsam bist (3. Buddha-Prinzip).

Mit Achtsamkeit zu einem stressfreien Leben

Sicher ist dir schon aufgefallen, dass Achtsamkeit derzeit einen Riesenhype erfährt, der weit über alle buddhistischen Klostermauern hinaus reicht. Dafür gibt es einen einfachen Grund, und dieser Grund heißt Jon Kabat-Zinn. Der Molekularbiologe, emeritierte Professor und überzeugte Schüler des Zen-Buddhismus entwickelte vor knapp 40 Jahren eine sehr effektive Anti-Stress-Methode namens »MBSR« oder »Mindfulness-Based Stress Reduction« – bei uns besser als »Stressbewältigung durch Achtsamkeit« bekannt. In diesem Programm wird mit einfachen Meditationen, Yogaübungen und Entspannungsmethoden gearbeitet, wobei es letztlich immer darum geht, die eigene Achtsamkeit zu entwickeln. MBSR wurde ursprünglich als Hilfe für chronisch Kranke konzipiert. Heute wird die Methode längst nicht mehr nur an Kliniken, sondern zum Beispiel auch in Volkshochschulen, in pädagogischen und sozialen Einrichtungen, Unternehmen oder im Coaching vermittelt. Das ist auch gut so, da MBSR viele positive Wirkungen hat, die gut belegt sind.

Wenn du damit anfängst, deine Aufmerksamkeit gezielt zu lenken und deine natürliche Fähigkeit entwickelst, achtsam zu sein, wirst du einen Schatz in deinem Inneren entdecken, der alle äußeren Schätze wie Plastikspielzeug erscheinen lässt. Durch Achtsamkeitstraining

- wird Stress abgebaut und Burn-out entgegengewirkt,
- lassen sich Schmerzen lindern,

- können Depressionen, Ängste und psychosomatische Beschwerden effektiv behandelt werden,
- wird das Immunsystem und damit die Immunabwehr gestärkt,
- kann man sich von Ess-, Alkohol- oder Nikotinsucht befreien,
- wird die Heilung unter anderem bei Hauterkrankungen, Stoffwechselstörungen und Herz-Kreislauf-Problemen unterstützt.

Da wir hier jedoch kein Buch über MBSR schreiben wollen, werden wir es mal bei dieser Aufzählung belassen. Es gibt zwar noch sehr viel mehr Wirkungen, aber das Wichtigste ist: Wenn du lernst, achtsam mit dir selbst, deinem Körper, deinen tiefsten Bedürfnissen und deiner Umwelt umzugehen, wirst du dabei ganz automatisch chronischen Stress abbauen. Und das ist sehr wichtig, denn wie bereits mehrfach gesagt, schadet nichts deiner Gesundheit, deinem Aussehen und deiner Lebensfreude mehr als dauerhafter Stress.

Achtsam zu sein heißt, aus dem Halbschlaf aufzuwachen, in dem wir uns allzu oft befinden. Durch Achtsamkeit lernst du, den Autopiloten auszuschalten und alte Gewohnheiten und Muster abzulegen. Du lernst all das loszulassen, was dich unglücklich macht. Indem du damit beginnst, achtsamer zu sein, übernimmst du die Kontrolle über dich und dein Leben. Und dann bestimmst du, wohin die Reise geht.

Kurz gesagt ermöglicht dir Achtsamkeit, selbst zu leben, statt dich leben zu lassen.

Jetzt, wo du ungefähr weißt, wozu es »gut ist«, achtsam zu sein, fragst du dich vielleicht, wie das geht. Das ist eine gute Frage, denn vieles von dem, was heute unter »Achtsamkeit« verkauft wird, ist im Grunde nur »Wellness«. Das ist wie mit »Bio« – nur weil's überall draufsteht, ist es leider noch lange nicht überall drin. Im Praxisteil werden wir dich immer wieder daran erinnern, achtsam zu sein und achtsam zu üben.

Die Grundlagen der Achtsamkeit als Crashkurs

1. Achtsam zu sein bedeutet nicht, sich nur mal ein bisschen zu entspannen. Du kannst auch vollkommen verspannt und genervt und dabei trotzdem achtsam sein – und gerade das ist der Trick: Achtsamkeit versucht nicht, irgendwas zu ändern oder »besser« zu machen. Was immer ist, ist okay, solange du okay bist. Und »okay sein« heißt, dass du nicht länger gegen das Leben oder deine Launen ankämpfst, sondern mit dem, was ist, gelassen umgehst.
2. Achtsamkeit ist keine Methode, die man zweimal täglich anwendet. Natürlich gibt es Übungen und Übungsprogramme, die es dir ermöglichen, Achtsamkeit zu »trainieren«. Doch erst wenn du anfängst, in allen Aktivitäten deines Alltags achtsam zu sein, wirst du anfangen, erstaunliche Veränderungen zu spüren.

3. Durch Achtsamkeit sparst du eine Menge Energie, und Energie ist Lebenskraft. Wenn du unachtsam bist und sozusagen »aus der Gegenwart auscheckst«, fängst du an, über Vergangenes nachzugrübeln oder dir Sorgen über eine Zukunft zu machen, die sowieso immer anders kommt, als du denkst. Und das kostet viel Energie und Nerven und es lässt dich schnell alt aussehen.
4. Achtsam sein heißt offen bleiben. Bewahre dir deine kindliche Neugier. Sonst wird schnell alles zur Routine und Routine killt deine Lebendigkeit, sowohl im Umgang mit anderen als auch im Umgang mit dir selbst. Wenn du offen und neugierig bleibst, lenkst du deine Aufmerksamkeit auf den jetzigen Augenblick – und genau darum geht es.
5. Jetzt kommt's: Ein wichtiges Prinzip der Achtsamkeit besagt, dass wir nicht bewerten und verurteilen sollen. Und das gilt nicht nur in Bezug auf andere, sondern besonders auch in Bezug auf uns selbst! Das ist leider schwerer, als es klingt, denn von Kindheit auf sind wir daran gewöhnt, ständig zu urteilen: »Das ist toll«, »das ist schlecht«, »der ist doof«, »die finde ich total nett«, »meine Frisur sieht bescheuert aus«, »oh Gott, meine Hüften!«, »gut«, »schlecht«, »schön«, »hässlich« … Wenn du deine Gedanken mal eine Weile beobachtest, wirst du schnell merken, dass die Richterin in deinem Kopf nie Ruhe gibt. Dauernd wird geurteilt, bewertet oder verglichen, und die Folgen sind Frust und emotionale Achterbahnfahrten. Statt auf äußere Reize wie üblich mit Ablehnung zu reagieren, kannst du durch Achtsamkeit lernen, den Standpunkt des neutralen Beobachters einzunehmen. Du siehst dann immer noch, was du siehst, doch auf die automatischen negativen Reaktionen wie Ablehnung, Ärger, Scham oder Frust verzichtest du – und bleibst entspannt.

Warum ein achtsames Leben unsere innere Schönheit, unsere Freude, Ausgeglichenheit und Gelassenheit beflügelt, dürfte einleuchten. Achtsamkeit ist der schnellste Weg zu einer neuen, gesünderen und entspannteren Lebensweise, und die wirkt sich schnell auf dein Aussehen aus.

> Schlechte Gewohnheiten schaden deiner Gesundheit, deinem Wohlbefinden und deiner Attraktivität. Doch du kannst schlechte Gewohnheiten jederzeit durch gute ersetzen. Das funktioniert allerdings nicht mit zusammengebissenen Zähnen, sondern nur durch Achtsamkeit und mehr Gelassenheit.

Wenn du abnehmen willst, mehr für deine Fitness tun möchtest, dir das Rauchen oder andere schädigende Verhaltensweisen abgewöhnen willst, dann kannst du noch so viel Disziplin haben und schaffst es wahrscheinlich trotzdem nicht. Wenn du aber lernst, achtsam zu sein, dann wirst du ganz schnell spüren, was dir wirklich guttut und was nicht. Und dann entdeckst du, dass du viel öfter die Wahl hast, als du denkst. Du musst nicht alles so tun, nur weil du es »schon immer so getan hast«. Ob du morgens ein paar Nutellabrote oder Müsli mit Obst isst, ob du ins Auto oder aufs Rad steigst, die Treppe oder den Aufzug benutzt, den ganzen Abend vor dem Fernseher hockst und Chips isst oder stattdessen ein gutes Buch liest und früher ins Bett gehst – all das läuft weitgehend automatisch ab. Wir sind Gewohnheitstiere. Wir schalten einfach den »Autopilot« ein und merken gar nicht mehr so richtig, was wir eigentlich machen. Manchmal ist das zwar ganz angenehm, aber letztlich erzeugt es immer Stress und Unzufriedenheit, wenn wir halbherzig handeln und nicht wirklich bei der Sache, sondern »zersplittert« sind.

Indem du deine Achtsamkeit regelmäßig auf dich selbst – deinen Körper, deine Gefühle, Stimmungen und Gedanken – lenkst, entwickelst du die Fähigkeit, dich immer genauer wahrzunehmen und besser zu spüren. Praktisch funktioniert das so, dass du im täglichen Leben etwas öfter innehältst, etwas genauer hinsiehst und dich öfter einmal fragst, wie es dir geht, wie du dich fühlst, *was* du fühlst und was du im gegenwärtigen Moment sehen, hören oder spüren kannst. Während du lernst zu hinterfragen, wie es dir mit dem geht, was du tust oder erlebst, wirst du dich mit der Zeit immer öfter für das entscheiden, was dir guttut. Darüber brauchst du dann gar nicht mehr nachzudenken – es geschieht einfach »von selbst«.

Du musst nicht an alle Prinzipien der Achtsamkeit, geschweige denn an alle gleichzeitig denken. Am besten siehst du die Informationen in diesem Abschnitt einfach als »Material fürs Experimentieren«. Ein bisschen Praxis bringt dabei mehr als ein Bücherschrank voller Theorie. Du kannst jederzeit einzelne Aspekte der Achtsamkeit in deinen Alltag einbauen – zum Beispiel indem du versuchst, offen zu bleiben, weniger zu bewerten und zu verurteilen oder indem du beginnst, deine Aufmerksamkeit mehr auf den jetzigen Augenblick zu lenken. Halte es einfach. Achtsam sein kannst du überall und jederzeit – oder wie der Monaco Franze in der gleichnamigen Serie zu sagen pflegte: »A bissel was geht immer.« Und glaub uns: Selbst dieses »Bissel« kann eine Menge positiver Veränderungen bewirken. Du kannst mit kleinen Schritten erstaunlich weit kommen. Nur darfst du eben nicht stehen bleiben.

Gelassenheit statt Kosmetik

Die drei Buddha-Prinzipien, die du gerade kennengelernt hast, kannst du auch als drei Tore ansehen. Alle drei führen dich zu mehr Lebendigkeit, Harmonie und letztlich vor allem zu dir selbst. Ob und wann du durch welches Tor schreiten willst, ist deine persönliche Entscheidung. Die Reihenfolge ist hier nicht so wichtig, denn alle Wege führen dich zum gleichen Ziel. Es gibt jedoch einen Schlüssel, mit dem du alle drei Tore öffnen kannst, und das ist die Gelassenheit. Gelassen zu sein und es auch in schwierigen Situationen zu bleiben, hilft dir, die drei Buddha-Prinzipien ganz und gar zu erfassen. Nur wenn du gelassen bist, wirst du wirklich spüren können, was es bedeutet, dass der Körper deinem Geist folgt. Nur wenn du in dir ruhst, wird es dir leicht fallen, mehr zu spüren und weniger zu denken. Und auch das dritte Prinzip, achtsam sein, ist eigentlich nur möglich, wenn du geduldig und gelassen mit dir selbst umgehst, denn in Hektik funktioniert Achtsamkeit nicht.

Im Folgenden wollen wir dir ein paar Kleinigkeiten über das Geheimnis der Gelassenheit verraten.

Die alten Chinesen kannten keine Antifaltencremes

Im alten China gab es ein paar schlaue und zugleich vollkommen gelassene Leute – die Daoisten (oder Taoisten). Vielleicht hast du schon einmal von Laozi (oder Laotse) gehört. Seine Weisheiten werden gern auf Postkarten mit Sonnenuntergängen und auf kitschigen Geschenkartikeln zitiert. Dafür kann er nichts – Laozi war einfach nur der bekannteste Vertreter der Philosophie des Daoismus. Die daoistischen Einsichten unterscheiden sich in einigen wesentlichen Punkten kaum von denen Buddhas, aber »Laozi statt Botox« wäre kein so schöner Titel gewesen und hätte unser Thema auch nicht so gut getroffen. Dennoch: Die Gedanken der chinesischen Weisen helfen uns, das Phänomen der Gelassenheit besser zu verstehen:

»Wenn du fragst, wie es den Alten Weisen gelang,
friedvoll in sich zu ruhen:
Ihr Wille war Nicht-Wollen, ihr Handeln war Nicht-Handeln,
ihre Sorge war, sich nicht zu sorgen.
Klar wie ungetrübtes Wasser ihr Geist, still wie ein abgelegenes Tal,
heiter wie der wolkenlose Himmel.
So gab es nichts, was ihren Frieden hätte stören
können.«

Also eines kannst du sicher aus diesem Zitat schon mal herauslesen: Die alten chinesischen Weisen machten sich wirklich keinen Stress. Das ist wahrscheinlich auch der Grund dafür, dass sie so sagenhaft alt wurden. Leider gab es damals noch keine Smartphones – und selbst wenn, hätten die Weisen damit sicher keine Selfies gemacht. Deshalb wissen wir natürlich nicht genau, wie sich ihre Gelassenheit konkret auf ihre Falten ausgewirkt hat. Es steht aber außer Frage, dass die Lehren der Daoisten nicht nur zu einem heiteren, sondern auch zu einem längeren und gesünderen Leben beitragen. Und wer heiter, sorgenfrei und gesund ist, wirkt natürlich auch anziehend. Offensichtlich hat das nicht unbedingt und immer etwas mit der äußeren Schönheit zu tun. Ein 99-jähriger Chinese mit langem weißen Bart wird keinen Beauty-Contest gewinnen, so viel ist wohl klar. Aber wenn wir heute in das Gesicht und die Augen eines solchen Weisen blicken könnten, würden wir trotzdem sagen: »Wow, der hat sich aber gut gehalten!«

»Ihr Handeln war Nicht-Handeln, ihre Sorge war, sich nicht zu sorgen …« Was bedeutet das? Sollen wir faulenzen und überhaupt nicht über das Morgen nachdenken? Bloß nicht – das macht uns weder attraktiv noch jung, sondern nur stumpf und blöd. Die Idee der alten chinesischen Philosophen klingt vielleicht sehr einfach, aber ganz so simpel ist die Sache auch wieder nicht: »Nicht-Handeln« bedeutet eben nicht dasselbe wie »Nichtstun«. Gemeint ist damit vielmehr eine Haltung, wie sie der Stenz in den *Münchner Geschichten* zeigte: »Schau'n wir mal, dann seh'n wir schon!« Oft läuft alles besser, wenn wir nicht meinen, alles im Griff haben zu müssen. Die Dinge entwickeln sich unvorhersehbar. Wir müssen nicht alles unserem Willen unterwerfen und können letztlich sogar viel weniger kontrollieren, als wir immer glauben.

Tatsache ist: Das Universum macht, was es will … Das trifft auch auf den Beauty-Bereich zu. Bei den Extremen wird das schnell klar, denn wer sich ein Kilo Make-up aufträgt, greift zu sehr in den natürlichen Lauf der Dinge ein, während der, der sich nie wäscht, eindeutig zu wenig tut. Das ist einfach. Aber wie ist es, wenn wir uns im normalen Bereich bewegen? Wie viel ist dann zu viel? Und wo müsste man »mehr machen«? Da könnten wir jetzt ewig drüber nachdenken und alle möglichen Regeln, Beauty-Tipps und Gedankengebäude aufstellen. Aber weißt du was? Das kannst du alles vergessen: »Klar wie ungetrübtes Wasser ihr Geist, still wie ein abgelegenes Tal, heiter wie der wolkenlose Himmel …«, ist das nicht eine viel angenehmere Einstellung, statt sich ständig den Kopf zu zerbrechen, was uns sicher nicht gerade hübscher macht?

Letztlich brauchen wir uns gar keine Sorgen um unsere Schönheit zu machen. Erstens, weil Sorgen uns alt aussehen lassen. Und zweitens, weil es überhaupt nichts bringt, sich zu sorgen. »Sorgen schützen uns nicht vor den Schwierigkeiten im Morgen, aber sie zerstören den Frieden im Heute«, sagte Buddha. Sehr viel besser als zu grübeln ist es, einfach seinem Herzen zu folgen!

FOLGE DEINEM HERZEN VOR DEM SPIEGEL

In Kurzform:

Schritt 1: Lass dein Herz leicht werden, indem du deine Sorgen loslässt.

Schritt 2: Lass deinen Geist klar werden und vertraue deinem Gefühl.

Konkret kannst du diese Schritte folgendermaßen umsetzen: Wenn du vor dem Spiegel stehst und dich zurechtmachst, dann versuche einmal, alle Sorgen über dein Aussehen loszulassen. Denk nicht lang nach, wie du dich zurechtmachen sollst und wie es bei anderen ankommen könnte, sondern tu das, was aus deinem natürlichen Gefühl für Schönheit und deinem Selbstgefühl entsteht. Aber bleibe dabei ganz bei dir: Wann immer du merkst, dass ein Gefühl des Zwangs oder gar der Angst aufkommt – atme dreimal tief durch und lass diese Gefühle los. Dann erfährst du nämlich, dass die ganzen Sorgen und Ängste, die sich um dein Aussehen drehen, tatsächlich wegfallen können – und dass du danach frischer, strahlender und hübscher bist. Es wird mit Sicherheit nicht auf Anhieb klappen. Doch dafür ist ja das Üben da …

Das Wunder der inneren Schönheit

Stell dir einmal bildlich vor, du wärst in deinem Lieblingsalter, unermesslich reich, sähest wie ein Topmodel aus und wärst total fit und gesund – *aber* du wärst wütend, unruhig und depressiv. Atme einmal durch und dann stell dir vor, du hättest gerade genug Geld, um durchzukommen, sähst durchschnittlich aus, wärst nicht besonders sportlich und hättest Knieprobleme – *aber* du wärst heiter, fröhlich und gelassen. Und? Wer wärst du lieber? Die Wahl dürfte vermutlich nicht wirklich schwerfallen. Wenn du dich nicht wohl in dir selbst und in deinem Körper fühlst, ist alles andere völlig wertlos. Geld, Jugend, Gesundheit, Schönheit, das sind alles feine Sachen. Doch wenn du genauer hinsiehst, erkennst du schnell, dass darin nicht das Glück liegt. Die Wahrheit ist, dass du mit Schönheit und Reichtum nicht unbedingt glücklich wirst, dass du durch Gelassenheit und Lebensfreude aber auf jeden Fall attraktiver wirst. Schau dich nur einmal um, beobachte die Menschen, denen du privat und beruflich begegnest. Wenn du jemanden siehst, der sich oft ärgert, der nervös ist, der schnell aus der Haut fährt oder schlecht gelaunt ist: Sieht diese Person wirklich attraktiv aus? Selbst wenn die objektiven Merkmale der Schönheit vorhanden sind? Sind dir auf der anderen Seite schon mal Leute aufgefallen, die einfach sympathisch wirken? Die attraktiv sind, obwohl sie keines der gängigen Schönheitsideale erfüllen? Mit denen man schnell das Gefühl hat: Mit diesem Menschen möchte ich gern befreundet sein? Diese Leute haben das, was innere Schönheit ausmacht. Innere Schönheit ist wirklich ein kleines Wunder: Sie strahlt nach außen und macht den Menschen, der sie besitzt, dadurch auch äußerlich schöner. Darüber hinaus verändert sie sogar die Welt um diesen Menschen herum.

Wir haben die Erfahrung gemacht, dass viele Frauen (und auch einige Männer) glauben, »innere Schönheit« wäre so eine Art Trostpflaster für die, die hässlich oder zumindest nicht wirklich gutaussehend sind. Das trifft die Sache aber ganz und gar nicht. Falls du dich sehr um dein Aussehen sorgst, kannst du das wahrscheinlich erst einmal gar nicht nachvollziehen: Eine Frau, die super aussieht, kann sich doch jeden Mann aussuchen, sie wird von allen bewundert und hat es einfach leichter im Leben, oder? Ganz im Gegenteil: Es gibt wissenschaftliche Untersuchungen zu dem Thema, die zeigen, dass besonders gut aussehende Frauen es gar nicht so leicht bei den Männern haben. Oft haben sie sogar große Probleme, jemanden kennenzulernen. Äußere Schönheit schüchtert Männer, die nicht gerade ein überdimensioniertes Selbstbewusstsein haben, meist ein. Von wegen »starkes Geschlecht«! Die äußerliche Perfektion sehen manche als Zeichen dafür, dass die Schöne bestimmt arrogant und oberflächlich sein und höchste Ansprüche stellen dürfte. Sogar besonders selbstbewusste Männer sprechen daher eher die Zweit- oder Drittschönste im Raum an als die Nummer 1. Zwar dürfte das diejenigen unter uns freuen, die nicht wie ein Topmodel aussehen, und doch ist es unfair. Schöne Menschen sind genauso oberflächlich oder tiefgründig wie andere. Schönheit macht auch keinesfalls dumm. Zudem sind einige fantastisch aussehende Menschen zugleich supersympathisch. Es gelingt ihnen, das Vorurteil zu überwinden. Und zwar, weil ihre innere Schönheit mit ihrer äußeren Schönheit mithalten kann.

Und was lernen wir daraus? Schönheit hat auch ihre Schattenseiten. Schönheit macht nicht sympathisch oder beliebt, sie schadet aber auch nicht. Worauf es wirklich ankommt, ist vor allem die innere Schönheit. Und die ist bei Weitem kein »Trostpflaster«, sondern das, was wirklich zählt, wenn du nicht nur für dich selbst schön sein willst.

Doch was ist überhaupt gemeint mit der inneren Schönheit? Dass die Leber oder Milz schön geformt und nett anzusehen sind? Wohl kaum. Wenn wir uns Menschen ansehen, die diese geheimnisvolle »innere Schönheit« besitzen, und wenn wir genau untersuchen, was sie von anderen unterscheidet, stoßen wir auf ein paar wiederkehrende Aspekte:

1. Sie haben Humor.

2. Sie sind meistens heiter und gelassen.

3. Sie lästern nicht über andere.

4. Sie sind gute Zuhörer, haben aber auch selbst etwas zu sagen.

Und damit sind wir wieder bei unserem Grundthema: Buddha statt Botox! Allein durch äußere Anwendungen kannst du wahre Schönheit niemals erreichen. Auf die innere Schönheit kommt's an. Um die zum Erblühen zu bringen, brauchst du »innerliche Anwendungen«. Damit meinen wir aber nicht etwa Tees oder Einläufe, sondern bestimmte geistige Prinzipien. Und genau die sind es, die die östlichen Weisheiten und vor allem der Buddhismus lehren. Dabei geht es übrigens überhaupt nicht um Religion. Ob du Christin, Muslimin oder Atheistin bist, ist völlig egal. Selbst der Dalai Lama hat einmal gesagt, dass der Buddhismus eigentlich keine Religion ist, sondern eine »Wissenschaft des Geistes«.

Was die »Wissenschaftler des Geistes« herausgefunden haben, ist mit ein bisschen Übung im Grunde ganz einfach und leicht umzusetzen. Das vielleicht wichtigste Geheimnis zur Entwicklung innerer Schönheit besteht darin, zu vermeiden, sich selbst zu vergiften. Und zwar seelisch zu vergiften. Tagtäglich vergiften wir uns unbewusst mit etwas, das in keinem Buch über Gifte auftaucht: mit den so genannten Geistesgiften.

Die schädliche Kraft von Wut, Neid und Hass

»Geistesgifte«? Das hört sich ganz schön gruselig an. Kein Wunder, Zustände wie Wut, Neid, Hass und Gier sind tatsächlich sehr unangenehm. Genau diese Dinge nannte Buddha passenderweise »Geistesgifte«. Sie vergiften unsere Seele, machen uns unglücklich, ziehen uns runter und berauben uns damit unserer inneren und äußeren Schönheit. Und das Dümmste daran ist, dass niemand anderes als wir selbst uns diese Gifte verabreichen. Du brauchst kein schlechtes Gewissen haben, wenn du mal wütend, neidisch, voller Hass oder gierig warst und dich »vergiftet« hast. Niemand lässt sich absichtlich in diese Gefühle hineinziehen. Da wir Menschen sind, ist es auch ganz normal, immer wieder einmal verärgert, neidisch oder verwirrt zu sein. Doch es gibt interessante Alternativen. Du kannst jederzeit versuchen gegenzusteuern. Lass Wut, Neid, Hass, Gier und andere Geistesgifte los. Wir wissen, dass das nicht immer leicht ist. Das klappt nur, wenn du erkennst, dass du in diesen Zuständen bist – und genau das macht die Achtsamkeit aus: zu sehen, was gerade in dir vorgeht. Sobald du das erkannt hast und »aufgewacht bist«, kannst du dich entscheiden, deinen Geist nicht weiter zu vergiften.

Wenn du wütend wirst, glaubst du vielleicht, dass jemand oder etwas dich wütend macht. Wenn du neidisch bist, glaubst du vielleicht, dass es etwas gibt, was Neid erregt. Wenn du jemanden oder etwas hasst, glaubst du vielleicht, dieser Mensch oder diese Sache haben etwas getan, was deinen Hass auslöst. Wenn du gierig bist, glaubst du vielleicht, dass du etwas unbedingt brauchst – und am besten möglichst viel davon. Wenn du aber erkennst, dass die äußeren Umstände nur sehr wenig Macht über dich haben, und wenn du weißt, dass du diese Gifte in dir selbst herstellst, sieht die Sache schon anders aus.

So erstickst du Geistesgifte im Keim

Sei wachsam wie die Katze vor dem Mauseloch. Versuche, dich dabei zu ertappen, wenn du unbewusst anfängst, deinen Geist zu vergiften. Sag innerlich zu dir selbst: »Halt! Das will ich doch gar nicht!« und stelle die Giftproduktion ein. Lass Wut, Neid, Hass, Gier und all ihre unangenehmen Freunde los – so gut dir das eben gerade möglich ist. Dieses Loslassen ist, wie fast alle guten Gewohnheiten, nichts als Übungssache. Die folgenden Übungen helfen dir, Geistesgifte im Keim zu ersticken, sobald du bemerkst, dass sie sich in dir ausbreiten wollen.

WUT

Stell dir vor, wie jede Art von Wut dich aufwühlt und dein Gesicht zur Fratze verzerrt. Schau dir das Gesicht einer Buddhastatue an, die Frieden und Sanftmut ausstrahlt. Dann vergleiche den Gesichtsausdruck mit dem von Menschen, die hassen oder wütend sind. Oder noch besser: Vergleiche dich mit dir selbst. Mach ein Foto und lächle, dann mach noch eins und mach dabei ein grimmiges, wütendes Gesicht. Sieh dir die beiden Bilder an: Wie willst du lieber aussehen?

HASS

Wann immer du Hass spürst, sag dir »Halt! Was soll das? Hass macht hässlich!« Lenke deine Aufmerksamkeit auf die Gegenkraft, auf Verständnis und Mitgefühl. Atme tief durch und lass das Gift des Hasses nicht weiter wirken. Versuch, dein Gegenüber zu verstehen, versetz dich in seine Lage, führe einen inneren Dialog, in dem du Partei für die Gegenseite ergreifst, die das Hassgefühl in dir ausgelöst hat.

ANGST

Es gibt natürliche Ängste, die eine Schutzfunktion haben. Es ist sehr gesund, dass du Angst davor hast, vom Hochhaus zu springen. Die meisten Ängste sind jedoch nur Vorstellungen – Produkte unseres Geistes. Und die einfachste Möglichkeit, diese Art von Ängsten loszuwerden, besteht darin, die Angst einfach anzusehen und deinen Geist zur Ruhe zu bringen. Angst vergeht nach einer Weile von selbst, wenn du nicht vor ihr flüchtest, sondern sie aushältst. Nach spätestens 20 Minuten sind die Stresshormone erschöpft. Hast du Angst, andere Menschen anzusprechen? Mach ein Spiel daraus und stell drei wildfremden Menschen eine unsinnige Frage: »Entschuldigen Sie, wie weit ist es nach Timbuktu?«

NEID

Warum jemanden beneiden und gelb vor Neid werden? Warum nicht lieber staunen, bewundern oder sich motivieren lassen? Wenn etwas ungerecht ist, dann versuch, gelassen etwas dagegen zu tun, sofern es in deinen Möglichkeiten liegt. Doch lass auf keinen Fall zu, dass Neid deine Seele vergiftet. Wenn der Kollege beispielsweise eine hervorragende Präsentation hält, suche nach etwas, was du daraus lernen kannst, und setze es um, anstatt neidisch auf die anerkennenden Worte des Chefs zu sein. Vielleicht kannst du dir eine besonders aufschlussreiche Quelle nennen lassen, um selbst zu recherchieren, oder du greifst einzelne Präsentationsfloskeln auf, die dir gefallen haben und die du selbst einmal einsetzen möchtest.

VERACHTUNG

Wann immer du merkst, dass du einen Menschen verachtest, mach dir klar, dass du ihn nicht wirklich kennst – und vor allem, dass auch er nur ein Mensch ist. Versuche es lieber mit Mitgefühl. Schaue genau hin, ob du nicht auch in Menschen, die dir sehr unangenehm sind, etwas Wertvolles oder Gutes erkennen kannst. Und schon wird deine Seele und dein Gesicht entspannter und schöner werden. Vielleicht stößt du immer wieder auf eine besonders aufdringliche Person. Spring einmal über deinen Schatten und frage sie, wie es ihr geht, oder lächle sie freundlich an, anstatt dich sofort abzuwenden.

EIFERSUCHT

Wenn man seinen Partner vertreiben will, ist Eifersucht wohl eines der am besten geeigneten Mittel. Eifersucht ist nur eine bestimmte Form der Angst. Eine Angst, die geliebte Menschen vertreibt und dich zugleich krank und unattraktiv macht. Das beste Gegenmittel gegen Eifersucht lautet Loslassen und mehr inneren Raum schaffen. Horch in dich hinein. Was ist es, was dich wirklich quält? Hast du Angst vor dem Alleinsein? Fühlst du dich weniger wert, wenn dein Partner eine andere Frau ansieht? Du kannst dir überlegen, ob du mit diesem Partner zusammenbleiben möchtest, weil du glaubst, dass er die Frau tatsächlich nur ansieht, du kannst an deinem Selbstwertgefühl arbeiten, du kannst ihn in die Wüste schicken und einer neuen glücklicheren Beziehung entgegenblicken. Doch von dem Geistesgift der Eifersucht solltest du dich auf jeden Fall fernhalten – das verhindert dein Glück oder zerstört es sogar.

VERZWEIFLUNG

Keine Frage – es gibt in jedem Leben Situationen, die einfach schrecklich und schwer erträglich sind. Versuche dennoch, wenigstens ein bisschen Gelassenheit in dir zu finden. Ganz gleich, wie schlimm die Dinge liegen – erkenne die Verzweiflung an, nimm sie achtsam wahr, so schwer es auch ist. Und dann sage dir: »Auch das geht vorüber …«. Suche nach Tätigkeiten, die dir in schweren Situationen helfen. Wenn du beispielsweise einen geliebten Menschen verloren hast, hilft es dir vielleicht, laut mit ihm zu reden, ihm die Dinge zu sagen, die du ihm nicht mehr sagen konntest. Vielleicht hilft es dir, laut eure Lieblingslieder zu hören. Vielleicht hilft es dir auch, Dinge zu tun, die du früher gern mit dieser Person getan hast. Wenn du verzweifelt bist, weil du Geldsorgen hast, überlege, was du ändern und wo in deinem Leben du sparen kannst. Wichtig ist, die Verzweiflung nicht einfach zu ertragen, sondern sie mit der Zeit in etwas Positives zu verwandeln.

GIER

Nicht umsonst nannte Buddha die Gier die Wurzel allen Leidens. Nach was du auch gierst – es ist kein schönes Gefühl, Gier zu verspüren. Vor allem aber führt Gier dazu, dass wir alle möglichen unheilvollen Dinge anstellen, um unsere (eingebildeten) Bedürfnisse zu stillen – um beispielsweise mehr Geld, mehr Macht, mehr Zigaretten oder auch nur mehr Schokolade in die Finger zu bekommen. Gier gaukelt uns vor, dass wir, wenn wir das bekommen, was wir haben wollen, glücklich würden. Doch das geschieht nie: erfüllte Wünsche ziehen sofort neue Wünsche nach sich. Gier kann nicht gestillt werden. Das Gegengift zu Gier ist Dankbarkeit. Sieh auf das, für was du dankbar bist, was du hast und freue dich über das wunderbare Gefühl, frei von Gier – oder wie Buddha es nannte »frei von Anhaften« – zu sein.

Den Geist entgiften heißt den Körper entgiften

Der Geist ist eine Sache, aber der Körper ist doch eine ganz andere, oder? Klar, man kann verrückt werden, aber dann ist man ja »nur« geisteskrank. Körper und Geist sind aber eben so eng verbunden, dass es eher seltsam ist, dass man überhaupt auf die Idee kommen konnte, sie zu trennen. An jedem körperlichen Leiden ist der Geist beteiligt, und an jedem seelischen Leiden der Körper. Wir schreiben hier zwar kein Buch über Psychosomatik, also darüber, wie Körper und Geist bei Krankheiten zusammenspielen, aber für das Verständnis dafür, wie genau die »Geistesgifte« wirken, müssen wir doch einen kurzen Blick darauf werfen. Tatsächlich vergiften die Geistesgifte nämlich nicht nur unsere Gedanken, sondern auch unseren Körper. Das »Vergiften« kannst du wirklich ganz wörtlich verstehen, das ist nicht nur eine Metapher. Zumindest teilweise. Es sind zwar nicht direkt Gifte im engeren Sinn, aber doch Substanzen, die manchmal sehr schädlich wirken können. In erster Linie sind das Hormone, vor allem Stresshormone. Wenn du wütend, ängstlich oder unangenehm erregt bist, erlebst du Stress und es werden Hormone wie Adrenalin ausgeschüttet. Das ist erst einmal eine ganz natürliche Reaktion auf etwas, was dich bedroht. Wenn du nachts im Wald etwas rascheln hörst oder ein Einbrecher in deiner Wohnung ist, sind das Bedrohungen, auf die dein Körper reagiert – und das ist auch gut so. Dadurch wird dein ganzer Körper in Alarmbereitschaft versetzt, du wirst schneller, wacher und fokussierter.

Leider wird die Stressreaktion aber nicht nur durch wirkliche Bedrohungen ausgelöst, sondern durch so ziemlich alles, was du als irgendwie bedrohlich empfindest. Was du spürst, sind Gefühle wie Neid, Angst, Wut, Gier und Ähnliches – und dein Körper reagiert darauf. An sich ist das nichts Schlimmes, doch wenn dieser Stress länger anhält, werden weitere biochemische Stoffe in deinem Körper aktiv: Katecholamine und Glukokortikoide in der Nebenniere, wie Cortisol, Prolactin, Arginin-Vasopressin und andere. Das hört sich nicht nur ein bisschen gefährlich an, sondern das ist es auch. Die biochemischen

Stoffe lassen dich schneller altern, leichter fett werden, fördern bei Frauen den Bartwuchs und haben weitere unerfreuliche Wirkungen. Hinzu kommen Verspannungen, eine schlechte Verdauung und der Ausfall deiner körpereigenen Giftfilter. Du entwickelst Fehlhaltungen, die Anmut deiner Bewegung leidet, du bekommst Falten … Mit dieser Aufzählung dürfte wohl deutlich geworden sein, dass die Geistesgifte keine esoterische Metapher sind, sondern ganz konkrete negative, körperliche Wirkungen zeigen können.

Jedes Mal, wenn es dir gelingt, die Geistesgifte zu neutralisieren, entgiftest du also auch den Körper. Das hat wiederum viele vorteilhafte Auswirkungen: Dein Gesundheitszustand verbessert sich ebenso wie die Verdauung, deine Knochen werden stabiler, deine Haut reiner, deine Haare glänzender – ja sogar deine Fingernägel und Zähne profitieren und du bekommst weniger Falten. Die einfache Message lautet also: Vermeide die Geistesgifte! Sie sind wirklich schädlicher als so manche giftige Substanzen in unserer Umwelt.

Die Geistesgifte zu vermeiden ist keine Flucht, sondern eine aktive Entscheidung. Es ist der Weg zu innerer Schönheit, zu äußerer Attraktivität und zu einem harmonischen, friedvollen Gemüt.

Der sanfte Weg, um schön zu sein

»Bilden Sie bitte schnell ein Wortpaar, das mit dem Begriff ›jung‹ beginnt: jung und …« Wenn es diese Umfrage gäbe, und man würde 1000 Leute auf der Straße befragen – da möchten wir wetten, dass »jung und *schön*« auf Platz 1 landen würde. Den 2. Platz würde wohl »jung und *dumm*« belegen. Kein Wunder, denn »dumm« heißt in diesem Fall ja vor allem »unerfahren« – und wer noch jung ist, der hat eben noch nicht sehr viele Erfahrungen gesammelt. Aber warum eigentlich »jung und schön«? Können alte Menschen nicht auch schön sein? Und können viele junge Menschen nicht zuweilen ganz schön unansehnlich sein? Aber hallo! Und ob die das können! Dennoch träumen wir alle den Traum von der ewigen Jugend – und blenden dabei viele Nachteile aus. Dass »jung« in unseren Köpfen geradezu als Synonym für »anziehend« steht, ist eine Tatsache. Aber wir sollten uns auch klar machen, warum das so ist. Den Grund dafür, dass Jugend ganz automatisch mit Schönheit gleichgesetzt wird, liefert die Biologie: Jugend und Gesundheit signalisieren Fortpflanzungsfähigkeit. Und der Arterhaltungstrieb öffnet unsere Augen nun mal nicht für innere, sondern einzig und allein für äußere Schönheit – Hauptsache, das Bindegewebe und die Symmetrie stimmen. Das war schon bei den Neandertalern so. Aus Sicht der Evolution dreht sich bei der Partnersuche seit jeher alles um den Nachwuchs. Bei der Familienplanung hat die Natur ihre Finger kräftig mit im Spiel und so sorgen die Hormone dann schon dafür, dass passend gemacht wird, was nicht immer zusammenpasst. Sinn für Romantik? Fehlanzeige!

Was dabei rauskommt, wenn Östrogen und Testosteron erst einmal die besten Zeiten hinter sich haben, ist bekanntlich nicht immer das Gelbe vom Ei. Nur weil ein junges Pärchen auch ohne allzu große Anstrengungen ein Kind (oder mehrere) »hinkriegt«, heißt das leider noch lange nicht, dass die beiden auch seelisch oder geistig und damit auf Lebenszeit zusammenpassen würden. Sie müssen sich nicht einmal auf Dauer körperlich anziehend finden. Die Scheidungsrate liegt in Deutschland derzeit immer noch bei um die 40 Prozent.

REIFE HAT IHRE VORTEILE – UND DAS NICHT ETWA NUR BEI PFLAUMEN.

Haben wir erst einmal die Sturm-, Drang- und Brunftzeit hinter uns gelassen, werden andere Dinge wichtig. Dann fangen wir an, uns Fragen zu stellen, die uns sehr viel weiter bringen als die Frage nach der richtigen Frisur. Denn wenn die hormonellen Achterbahnfahrten ein wenig zur Ruhe kommen, fällt es uns viel leichter, unsere Augen für das Wesentliche zu öffnen. Dabei entwickeln wir Würde, die eine besondere Form der Schönheit ist. Eines ist trotzdem klar: Ein reifer oder auch spiritueller Mensch zu sein, heißt nicht, dass uns unser Aussehen egal wäre. Wenn es um unser Glück geht, gehört Jugendlichkeit im Sinne von Lebenslust, Energie und positiver Ausstrahlung auf jeden Fall zum Gesamtpaket. Darum sollten wir einen genaueren Blick auf die Frage werfen, wie das eigentlich ist mit dem Altern. Was lässt uns alt aussehen? Was hält uns jung?

Das Altern beginnt in unseren Zellen

In den letzten Jahrzehnten ist die Lebenserwartung in Deutschland rapide gestiegen. Während um 1950 die durchschnittliche Lebenserwartung nur etwas über 60 Jahre betrug, liegt sie heute schon bei rund 80 Jahren – und als Frau hast du ganz gute Chancen, noch ein paar Jährchen älter zu werden. Sind das gute Aussichten? Einerseits bestimmt. Andererseits auch nicht unbedingt, denn viele von uns fürchten sich vor dem Alter. Um genauer zu sein: Wir fürchten uns nicht vor dem Alter an sich, sondern vor den Folgen des Alters. Wer ein hohes Lebensalter mit Gebrechlichkeit, Abhängigkeit und Verlust an Fitness und Attraktivität verbindet und beim Wort »Senioren« an Rollatoren,

Altersheime und Nachttöpfe denkt, der hat ja auch allen Grund, sich Sorgen zu machen. Aber sind diese Folgen wirklich zwingend? Früher war das anders: Da waren die Alten die Weisen. Und die waren meistens geistig und körperlich recht fit – denn die grausame Natur hatte die Schwächeren schon lange vorher aussortiert. Heute wird glücklicherweise nicht mehr so sortiert, sondern die Medizin gibt mehr Menschen eine Chance.

Bestimmt kennt jeder von uns Personen, die schnell sichtbar altern und schon früh schweren Krankheiten zum Opfer fallen; andererseits kennt jeder von uns wahrscheinlich auch einige, die im Alter von 60, 70 oder 80 Jahren (und teils noch weit darüber hinaus) voller Energie und körperlich aktiv sind, die täglich in ihrem Garten arbeiten oder durch die Welt reisen und eine bezaubernde Ausstrahlung haben. Da wir alle eines Tages sterben, ist die Frage nicht so sehr, wie alt wir werden, sondern *wie* wir alt werden, sprich, in welcher Verfassung wir die Zeit bis ans Ende unserer Tage verbringen. Im Folgenden wollen wir einen Blick auf die biologischen Grundlagen des Älterwerdens werfen. Aktuelle wissenschaftliche Untersuchungen bestätigen genau das, was »Buddha statt Botox« meint:

> **Unsere Lebensweise, unsere innere Haltung und unser Seelenfrieden haben einen gewaltigen Einfluss darauf, ob wir schnell oder langsam altern. Und sie entscheiden, ob wir unser Leben auch im hohen Alter noch geniessen können oder eben nicht.**

Seit Langem wissen wir, dass der Alterungsprozess ganz direkt mit dem Zustand unserer Zellen zusammenhängt. Je älter wir werden, desto stärker wird die DNS, die Erbsubstanz in unseren Zellen, geschädigt. Und je größer der Schaden, den unsere Zellen genommen haben, desto schlechter funktionieren sie. Die Folgen: Unser Immunsystem schwächelt und wir werden anfälliger für viele Krankheiten. Inzwischen konnten Wissenschaftler nachweisen, dass es dabei die sogenannten »Telomere« sind, die die Hauptrolle spielen.

DAS GEHEIMNIS DER TELOMERE

Falls du den Begriff »Telomere« noch nie gehört hast, tröstet es dich vielleicht, dass die Telomerforschung eine noch sehr junge Wissenschaft ist. Wie wichtig sie aber ist, zeigt der Nobelpreis für Medizin, den die US-amerikanischen Forscherinnen Elizabeth Blackburn und Carol Greider gemeinsam mit Jack Szostak für ihre Ergebnisse aus der Telomerfoschung 2009 erhielten. Telomere (griechisch: *télos* = »Ende« und *méros* = »Teil«) sind die Enden der Chromosomen, also der 46 kompliziert schraubenförmigen DNS-Moleküle, die sich in jeder unserer Zellen finden, und zwar auch schon in der allerersten Zelle, die aus Eizelle und Samen entsteht. Wir sind zu einem großen Teil das Ergebnis der Aktivität dieser Moleküle des Lebens! Und die Telomere sind für die Stabilität der Chromosomen verantwortlich. Das ist ein bisschen so, wie die Schrauben, die einen Schrank zusammenhalten.

Einfach gesagt schützen Telomere unsere Chromosomen wie winzig kleine Kappen. Im Laufe der Zeit werden die Telomere kürzer und verschleißen – was nicht nur unangenehme Folgen für unsere Gesundheit, sondern auch für unser Aussehen hat. Denn je kürzer die Telomere werden, desto höher ist unser individuelles biologisches Alter. Um es sehr simpel auszudrücken:

- *lange Telomere = Jugendlichkeit und Attraktivität*

- *kurze Telomere = Greisentum und erhöhte Anfälligkeit für Krankheiten*

Die allmähliche Verkürzung der Telomere führt dazu, dass unser Bindegewebe schwach, die Haut schlaff und die Haare grau werden. Wir bekommen Altersflecken, leiden an Konzentrationsschwäche und werden vergesslich. Schlimmer ist aber, dass es zu chronischen Entzündungen kommen kann, wenn unsere Telomere kurz sind. Diese Entzündungsprozesse sind die Ursache für viele Erkrankungen, die gerade im höheren Alter auftreten. Mediziner verwenden hier den vielsagenden Begriff »Entzündungsaltern«. Zu den Folgen dieses Entzündungsalterns gehören Krebserkrankungen, Diabetes, Osteoporose sowie Lungen- und Herz-Kreislauf-Erkrankungen.

Wie lang unsere Telomere bei unserer Geburt sind, ist genetisch vorprogrammiert. Auch die Geschwindigkeit, mit der sie sich verkürzen, hängt im Großen und Ganzen mit genetischen Faktoren zusammen. Das hört sich erstmal nach schlechten Nachrichten an, nicht wahr? Doch es gibt auch sehr gute: Weltweit zeigen Forschungsergebnisse eindeutig, dass wir sehr viel mehr Einfluss auf Zellprozesse haben, als wir glauben. Altern ist keine Frage des Schicksals. Älter zu werden bedeutet nicht automatisch, dass unsere Telomere uns im Stich lassen. Menschen, die auch in hohem Alter noch vor Energie sprühen, deren Augen und Haare glänzen und die aufrecht und kraftvoll durchs Leben gehen, ohne dass sie von Geburt an mit besonders langen Telomeren ausgestattet wären, sind dafür der lebende Beweis. Leider werden immer noch viel zu viele Menschen, die eigentlich noch fit und dynamisch sein sollten, zu früh krank und gebrechlich, da ihre Telomere schneller als nötig verschleißen. Und da fragen wir uns natürlich, wie wir verhindern können, dass es uns genauso ergeht. Die Antwort: Wir müssen lernen, unsere Telomere fit zu halten. Und das können wir! Nachweislich kann nämlich jeder von uns seinen individuellen Alterungsprozess auf der elementarsten, zellulären Ebene beeinflussen. Das hört sich nach Zauberei an, ist aber »nur« Biochemie. Glücklicherweise kann die sogenannte Telomerase das »Absterben« der Telomere aufhalten, sprich unsere Vitalität viele Jahre lang erhalten.

Telomerase ist ein Enzym des Zellkerns, das die erfreuliche Eigenschaft besitzt, die Telomere zu reparieren oder wiederherzustellen. Mithilfe dieses Enzyms sind unsere Telomere in der Lage, an ihren Enden neue DNS anzufügen oder mit anderen Worten: Telomerase ermöglicht es unseren Telomeren, sich zu regenerieren.

WIR KÖNNEN UNSEREN KÖRPER BEEINFLUSSEN

Falls es dir vor allem um deine Schönheit und nicht so sehr um das Thema Gesundheit geht, ist es ebenfalls entscheidend, deine Telomere »lang zu halten«. Wenn du uns fragst, wären wir allerdings lieber gesund und mittelprächtig als schön und krank. Andererseits lassen sich Aussehen, Wohlbefinden und Gesundheit ja ohnehin nicht wirklich trennen. Wenn wir möglichst lange jung und fit bleiben wollen, müssen wir unsere Telomere also in Schuss halten, und das heißt, dass wir die Telomerase-Aktivität ankurbeln sollten. Theoretisch geht so was auch auf künstlichem Weg, beispielsweise durch Nahrungsergänzungsmittel in Form von Kapseln oder Tabletten. In Onlineshops werden vielerlei Produkte angeboten, die die Telomerase-Produktion steigern und unsere Zellen mit diesem Enzym aufpushen sollen. Das ist jedoch sehr riskant! Im ungünstigsten Fall bewirken diese Mittel, dass Telomerase zur falschen Zeit an die falschen Zellen gelangt. Dann kann es zu unkontrolliertem Zellwachstum kommen, was zum Beispiel das Risiko erhöht, an Lungen- oder Gehirntumoren und damit Krebs zu erkranken. Mit anderen Worten: Lass es bloß sein, dieses Zeug zu schlucken!

Die Lebensdauer unserer Zellen lässt sich auf natürlichem und sanftem Wege auch ganz ohne Risiken verlängern. Die Methoden, die du dazu anwenden kannst, stehen in Einklang mit der Buddha-statt-Botox-Philosophie und sie führen dazu, dass dein Körper sein Telomerase-Niveau in einem unbedenklichen und biologisch angemessenen Ausmaß steigert. Die Forschung bestätigt, was der gesunde Menschenverstand auch ohne Studien schnell kapiert: Ein gesunder Lebensstil lässt unsere Telomere länger werden, ohne dass sich dabei das Krebsrisiko erhöht – ganz im Gegenteil. Offenbar beeinflusst unsere Lebensweise die Telomere durch Mechanismen, die auf eine andere Weise funktionieren als Nahrungsergänzungsmittel und die völlig unbedenklich sind. Es ist ein Riesenunterschied, ob wir uns künstliche Stoffe zuführen oder auf achtsame, einfühlsame Weise Veränderungen vornehmen, die sich positiv auf unseren Körper auswirken.

Jeden Tag hast du viele Gelegenheiten, die Alterung deiner Zellen gezielt zu beeinflussen – und das einzig und allein durch deine Art zu leben.

> **Wenn du dich gesund ernährst, ausreichend schläfst, in Bewegung bleibst, meditierst und mehr Achtsamkeit und Lebensfreude entwickelst, wirst du dich nicht nur sehr viel wohler fühlen – auch deine Zellen werden »glücklich« sein.**

Verschiedene Faktoren tragen dazu bei, dass wir länger leben und lange leistungsfähig bleiben. Sorry, dass wir dir jetzt keine neuen Wundermethoden präsentieren können, denn was Wissenschaft und Telomerforschung bestätigen, ist nicht sensationell. Sensationell ist allerdings, dass durch Studien inzwischen eindeutig nachgewiesen werden konnte, dass sich unsere Art zu leben auf unsere Gene und den Alterungsprozess auswirkt und wie sie das tut.

So drehst du die Altersuhr zurück

Es gibt einiges, was du in deinem Alltag umsetzen kann, das einen positiven Einfluss auf die Telomere und die Telomerase hat.

BLEIBE OPTIMISTISCH!

Negative Denkmuster können ganz schön nerven. Wer ständig über Probleme nachgrübelt, sich über andere oder sich selbst ärgert, über vergangene Verluste, Versäumnisse oder Verletzungen brütet und Schwarzmalerei als Hobby betreibt, schädigt seine Telomere. Unterschätze nie die Kraft des Geistes – im positiven wie im negativen Sinne. Wir sollten in jeder Situation versuchen, optimistisch zu sein. Falls das nur schwer möglich ist, sollten wir zumindest lernen, positiv lösungsorientiert zu denken. Ein Beispiel: Du hast gerade eine Trennung hinter dir. Dass du um deinen Verlust trauerst, ist ganz natürlich, aber du solltest Gedanken wie »Ich werde nie wieder jemanden kennenlernen.« durch Gedanken wie »Es ist gut so, wie es ist. Da draußen wartet jemand auf mich, der besser zu mir passt.« ersetzen. Plane Ausflüge, gehe unter Leute, kurz: bleibe optimistisch.

BLEIBE IN BEWEGUNG!

Studien zeigen, dass Menschen, die regelmäßig körperlich aktiv sind, deutlich weniger oxidativem Stress ausgesetzt sind als Couch-Potatoes. Bewegung hilft dir dabei, deine Telomere gesund zu erhalten. Bewegungsmangel wirkt sich nachweislich negativ auf deinen Stoffwechsel aus und trägt dazu bei, dass Telomere kürzer werden. Allerdings: Schon kleine Bewegungseinheiten genügen vollkommen. Wenn du es mit dem Sport übertreibst, tust du dir keinen Gefallen. Nicht nur Leistungssportler, sondern auch Wochenend-Athleten überfordern ihren Körper und schaden damit ihren Telomeren und ihrer Gesundheit. Schon Buddha hat den »mittleren Weg« gepredigt: Nicht zu viel, nicht zu wenig. Keine Marathonläufe in der brütenden Sonne, keine Marathonsitzungen auf dem Sofa. Täglich ein Spaziergang, ein wenig Joggen, Radfahren oder Federball spielen – was immer dir Spaß macht und dich in Schwung bringt, ist super.

ERNÄHRE DICH BEWUSST!

Das Thema Ernährung ist schwierig: Einerseits wurden darüber schon unzählige Bücher geschrieben, andererseits widersprechen sich die Ernährungsapostel ständig. Was ist denn nun die »richtige« Ernährung? Frag zehn Spezialisten und du bekommst zehn verschiedene Antworten. Sich da noch zurechtzufinden, ist kein Spaß. Daraus folgt dreierlei:

1. Denk nicht zu viel nach. Mach Essen nicht zum Problem, denn letztlich ist es die natürlichste Sache der Welt: Du hast Hunger – du isst. Fertig. Schon mal was von Orthorexie gehört? Immer mehr Menschen versuchen zwanghaft, sich gesund zu ernähren. Irgendwann dreht sich das ganze Leben dann nur noch ums Essen – das ist eine echte Krankheit! Doch wie wir alle wissen, gibt es ja noch viele andere schöne Dinge, mit denen man sich beschäftigen kann.

2. Es geht gar nicht so sehr darum, was wir essen, sondern *wie* wir essen. Im Praxiskapitel werden wir dir daher die Grundlagen des achtsamen Essens erklären. Wenn du nämlich achtsam und bewusst isst und deiner Intuition folgst, wirst du mit der Zeit ganz von selbst herausfinden, wie die »richtige Ernährung« aussieht – und das ist dann auch genau die Ernährung, die für *dich* die richtige ist!

3. Okay – gesund zu essen, das ist natürlich trotzdem wichtig. Ob vegan oder vegetarisch, ob mit wenig oder ganz ohne Fleisch, ob mit oder ohne Milchprodukte – da scheiden sich die Geister. Aber ein paar Punkte gibt

es schon, wo sie sich nicht (oder jedenfalls kaum) scheiden und die auch von der Telomer-Forschung bestätigt werden:

- *Meide Süßes und Klebriges.* Nahrungsmittel, denen künstlich Zucker zugesetzt wurden, wie Kuchen, Kekse, Süßigkeiten oder Limonaden, schaden deiner Figur und deinem Blutzuckerspiegel. Sie sind suchterzeugend und stressen deine Bauchspeicheldrüse. Wolltest du nur eine einzige Sache beim Essen verändern, dann wäre es wohl das Schlaueste, von heute an einfach weniger Industriezucker zu essen. Da das Leben aber süß und nicht bitter sein sollte, empfehlen wir auch hier kein Extrem, sondern lediglich, den Zucker etwas bedachter zu konsumieren.

- *Je frischer und lebendiger deine Nahrung ist und je weniger Zusatzstoffe sie enthält, umso besser.* Eigentlich sowieso klar: Gemüse, Obst, Vollkornprodukte, Nüsse, Leinsamen, Kräuter und Hülsenfrüchte gehören allesamt zu den vitalstoffreichen Nahrungsmitteln. Im Gegensatz zu Pommes, Chips, Wurst oder Fastfood enthalten sie viele Vitamine, Flavonoide, Carotinoide und andere Antioxidantien, die deine Zellen schützen und dich von innen jung halten, statt an deinen Telomeren zu sägen und dich alt aussehen zu lassen. Verzichte also auf Fertigprodukte und koche lieber selbst.

- *Mit Bio-Lebensmitteln bist du auf der sichereren Seite.* Bei Produkten aus konventioneller Landwirtschaft weißt du nie so genau, mit welchen Pflanzenschutzmitteln oder Antibiotika dein Essen belastet ist. Zudem schadet es ja auch nicht, mit seinem Einkauf diejenigen Bauern zu unterstützen, die durch ihre Arbeit täglich Natur- und Tierschutz betreiben und dafür sorgen, dass unsere Böden nicht noch mehr vergiftet werden.

- *Was ist mit Alkohol und Kaffee?* Einige Studien sprechen dafür, dass ein Gläschen Wein oder Bier eher nützt als schadet. Bei einer Flasche Schnaps sieht das schon anders aus. Was Koffein betrifft, so ist es hier ähnlich. Die Dosis entscheidet eben immer wieder, ob Medizin oder Gift draus wird. Allerdings wollen wir uns hier aus genannten Gründen mit genauen Empfehlungen zurückhalten. Auch hier gilt: Wenn du Alkohol und Kaffee achtsam konsumierst, wirst du schnell herausfinden, welche Menge dir guttut.

Zum Schluss noch ein »spiritueller Ernährungstipp«: Als die wichtigste Voraussetzung für unser Glück und unsere Befreiung von Leiden (oder sagen wir lieber »Stress«) hat Buddha das »Nicht-Anhaften«, also das Nicht-abhängig-Sein ausgemacht. Abhängigkeit macht uns weder gesünder noch gelassener oder schöner. Wenn du einerseits versuchst, innere Leere durch Süßes, Junkfood oder Alkohol zu füllen, dann ist das eine Form der Abhängigkeit. Bist du andererseits ständig mit Nährstoff- und Kalorientabellen unterwegs und achtest ängstlich und peinlich genau darauf, dass alles, was du isst, gesund ist, so ist auch das eine Form der Abhängigkeit und genauso wenig gesund, da auch das stressig ist.

SCHLAF GUT!

Schlafdefizite und Schlafstörungen schädigen unsere Telomere. Um gesund und jugendlich zu bleiben, sollten wir gut und ausreichend schlafen – das ist kein Geheimnis. Sicher kennst du Menschen, die reine Haut und strahlende Augen haben und energiegeladen sind, obwohl sie nicht mehr zu den Jüngsten zählen. Manchmal besteht deren Geheimnis einfach nur darin, dass sie gut und tief schlafen und regelmäßig auf ihren Schönheitsschlaf achten. Wer gut schläft, ist tagsüber nicht erschöpft und bekommt nicht so leicht Augenringe. Im Schnitt liegt das Schlafbedürfnis bei sieben bis acht Stunden, doch es gibt große individuelle Unterschiede. Wenn du tagsüber öfter müde wirst oder dich erschöpft fühlst, brauchst du wohl etwas mehr Schlaf. Im Praxisteil findest du Anleitungen zu Yoga, Qigong oder

Meditation, die alle dazu beitragen, die Schlaftiefe zu verbessern. Ansonsten solltest du abends einfach den Computer und das Smartphone mal früher ausschalten, einen Spaziergang oder ein paar Dehnübungen machen und ein gutes Buch lesen, um langsam »runterzukommen« und die Ereignisse des vergangenen Tages loszulassen.

BLEIBE GELASSEN UND FINDE DEINE MITTE!

Kein anderer Faktor kann deine Telomere so günstig beeinflussen wie eine innere Einstellung, die dich immun gegen Stress macht. Wenn du bei Stress leicht die Nerven verlierst und dich bedroht fühlst, verschleißen deine Telomere deutlich schneller, als wenn du gelernt hast, cool zu bleiben – das zeigen Studien an Teilnehmern von Achtsamkeits- und Meditationskursen. Und da das so wichtig ist, findest du in diesem Buch viele Übungen zum Thema Achtsamkeit, Gelassenheit oder Meditation. Schau hierzu einfach mal im Kapitel »Übungen und Wege zu innerer und äußerer Harmonie« nach.

Die verjüngende Kraft der Meditation

Der entscheidende Schlüssel zu innerer und äußerer Schönheit und somit quasi das Herzstück der Buddha-statt-Botox-Methode ist die Meditation. Kein anderer Weg kann dich so schnell zu Gelassenheit, Zufriedenheit, Heiterkeit und Harmonie führen. Meditation – zumindest wenn sie effektiv und einigermaßen regelmäßig praktiziert wird – lässt dein ganzes Wesen erstrahlen. Sie holt das Beste aus dir raus: dein innerstes Sein, deine Lebendigkeit, deinen inneren Frieden. Die Mischung aus innerer Ruhe und Freude, die im Laufe der (gar nicht mal so langen) Zeit durch Meditation zutage tritt, verändert nicht nur dein Leben, sondern sie wirkt auch auf andere Menschen höchst anziehend.

Die Methode der Meditation ist jahrtausendealt und entgegen der Meinung mancher Leute keine esoterische Spinnerei. Wer sich etwas genauer informiert, weiß, dass Meditation recht viel mit Yoga, Zen-Buddhismus und mit fernöstlichen, aber auch christlichen Übungswegen, aber eigentlich nichts mit Religion zu tun hat. Inzwischen ist Meditation gesellschaftsfähig geworden: Ob Yogalehrer, Manager, Pädagogen, Krankenschwestern oder Eisverkäufer – rund um den Globus meditieren heute richtig viele Menschen. Woran liegt das? Was treibt jemanden dazu, sich täglich zehn oder 20 Minuten (oder gar noch viel länger) hinzusetzen und absolut nichts zu tun?

Umfragen zeigen: Die meisten Meditierenden suchen nach einem wirkungsvollen Weg, um sich zu entspannen und Stress loszuwerden. Inzwischen gibt es viele wissenschaftliche Studien, die selbst Skeptiker überzeugen, dass das auch funktioniert. Und nicht nur das: Dank bildgebender Verfahren wie der Kernspintomografie konnten die neurobiologischen Auswirkungen der Meditation auf unser Gehirn in beeindruckender Weise sichtbar gemacht werden.

Meditation ist nicht nur ein spiritueller Weg nach innen, sondern auch ein mentales Training zur Stressbewältigung, das eine Menge positiver Veränderungen unserer Persönlichkeit bewirkt.

Bevor wir später darauf zu sprechen kommen, wie Meditieren funktioniert, werden wir hier mal einige jener Wirkungen auflisten, die zweifelsfrei belegt sind. Gut möglich, dass die eine oder andere davon dich motivieren wird, dir noch heute ein Meditationsbänkchen oder -kissen zuzulegen, falls du nicht ohnehin schon eines hast.

- *Schmerzen werden gelindert:* Kopfschmerzen und Migräne, aber auch Rückenschmerzen werden durch Meditation verbessert und oft sogar ganz beseitigt. In der Meditation wird das Schmerzempfinden durch Ausschüttung von Endorphinen und durch eine Dämpfung in den Schmerzarealen des Gehirns verringert oder aufgelöst.

- *Der Blutdruck wird gesenkt:* Der meditative Entspannungseffekt führt dazu, dass sich verengte Blutgefäße weiten und sich die Herzfrequenz verlangsamt. Zudem wird die Ausschüttung des Stresshormons Cortisol reduziert. Das Risiko, einem Schlaganfall oder Herzinfarkt zum Opfer zu fallen, sinkt dadurch deutlich.

- *Die Schlafqualität verbessert sich:* Durch Meditation entwickeln wir die Fähigkeit abzuschalten und uns tief zu entspannen. Meditierende erleben außerdem seltener emotionalen Stress, da sie ihre Gefühle leichter steuern können. Dadurch wird auch der Schlaf besser und es kommt seltener zu Ein- oder Durchschlafstörungen.

- *Das Immunsystem wird gestärkt:* Durch regelmäßige Meditationsübungen bilden sich mehr Abwehrkörper im Blut und die Regenerationsfähigkeit verbessert sich. Das Risiko, an Infektionen zu erkranken, die zu Erkältungen, Husten oder Lungenentzündungen und so weiter führen, sinkt. Gleichzeitig neigt das Immunsystem weniger dazu überzureagieren – was beispielsweise bei Allergien und einer ganzen Reihe Autoimmunerkrankungen der Fall ist.

- *Der Alterungsprozess wird gebremst:* Durch Meditation werden die Bereiche im Gehirn gestärkt, die für unsere Sinneswahrnehmungen, die Konzentrationskraft und unser Gedächtnis verantwortlich sind. Die Fähigkeit, logisch zu denken und klar im Kopf zu bleiben, ist bei Langzeitmeditierenden gut entwickelt, was sich sogar durch eine Verdickung der Großhirnrinde messen lässt. Hinzu kommt der positive Effekt der Meditation auf die Länge unserer Telomere.

- *Gelassenheit, Zufriedenheit und positives Denken werden entwickelt:* Meditierende verlieren nicht so leicht die Nerven. Untersuchungen haben gezeigt, dass sie eine besonders optimistische Einstellung haben und gelassener mit Problemen umgehen. Wer regelmäßig meditiert, entwickelt Geduld und Achtsamkeit. Die Wahrnehmung für den eigenen Körper wird gesteigert, ebenso die Fähigkeit, anderen Menschen mit Akzeptanz und Mitgefühl zu begegnen. Das fördert unsere Zufriedenheit und unser Glück.

Wir wollen dir nichts vormachen: Einige Wirkungen der Meditation sind erst nach langer Zeit regelmäßigen Übens zu spüren – was übrigens ein guter Grund ist, nicht zu lange zu warten und endlich anzufangen. Allerdings zeigen sich einige Effekte doch auch erstaunlich schnell: Schon nach wenigen kurzen Meditationssitzungen wirst du spüren, dass du achtsamer und ruhiger wirst und dass du seltener Stresszuständen zum Opfer fällst. Die Anforderungen deines Alltags werden dabei objektiv gar nicht mal abnehmen, aber du wirst das Gefühl haben, dass vieles von dem, was dich bisher belastet hat, nicht der Rede (und des Grübelns) wert ist. Und nur darauf kommt es an. Die meditative Reise nach innen ist sehr spannend, und so ist es nur gut, dass sie nicht so schnell endet, da es immer wieder Neues zu entdecken gibt.

SO ENTSTRESSEN WIR UNSER LEBEN

Vielleicht meditierst du ja schon seit Jahren. Oder du hast erst kürzlich damit angefangen. Es ist aber auch gut möglich, dass die Vorstellung zu meditieren noch ganz neu und ungewohnt für dich ist. So oder so solltest du eines wissen: Meditation ist nichts Besonderes und hat auch bestimmt nichts mit irgendeiner Religion zu tun. Jedes Kind war schon in meditativen Zuständen, und eigentlich sind Kinder das sogar viel häufiger als Erwachsene. Andererseits: Diese Momente, in denen das Denken zur Ruhe kommt und wir eine Landschaft, ein Musikstück oder einen geliebten Menschen ganz und gar erfassen – die kennt jeder von uns. Wenn du beginnst, systematisch zu meditieren, erhöhst du lediglich die Wahrscheinlichkeit, immer öfter solche Zustände zu erfahren, auch wenn gerade mal keine tolle Landschaft, keine inspirierende Musik oder kein geliebter Mensch in der Nähe ist, sondern du stattdessen im Bus oder im Wartezimmer sitzt. Eine erfreuliche Nebenwirkung der Meditation ist, dass sie unser Aussehen verwandelt, da sie uns von innen heraus strahlen lässt. Aber die eigentliche Wirkung ist tatsächlich, dass Meditation dein Leben entstresst.

Salopp gesagt entsteht Stress fast immer dadurch, dass uns unnötige Gedanken im Kopf herumschwirren, ohne dass uns das überhaupt bewusst ist. Meditation lehrt uns, achtsam gegenüber unseren Gedanken und Gefühlen zu sein und zu erkennen: »Ein Gedanke ist nur ein Gedanke. Ein Gefühl ist nur ein Gefühl. Das bin nicht ich. Das geht vorbei.« Gedanken und Gefühle kann man wie (zum Teil etwas sonderbare) Gäste behandeln: Wir nehmen sie wahr, sagen höflich »Guten Tag«, beherbergen sie eine Weile und verabschieden uns wieder, wenn die Zeit reif ist. Diese entspannte Sichtweise kannst du trainieren, und das ist sehr hilfreich, da sie die meisten deiner Probleme löst. Und dieses Training ist keineswegs seltsam, denn wenn du nicht innere Ruhe und Gelassenheit trainierst, trainierst du etwas anderes. Und leider trainieren viele von uns schon ihr halbes Leben lang, wie man Angst bekommt, sich Sorgen macht und sich überwältigt, ohnmächtig oder minderwertig fühlt. Zu trainieren heißt nämlich nur, dass man eine Sache oder ein Denkmuster immer wieder einübt. Aber wenn es dir lieber ist, kannst du das Wort »trainieren« natürlich auch gern durch »entwickeln« ersetzen.

Genau genommen ist Meditation gar keine Entspannungsübung, sondern eine Loslass- und Erkenntnisübung. Der ganze Trick besteht darin, Belastendes loszulassen und zu erkennen, dass der Stress, den wir erleben, großteils von unserem eigenen Geist »erfunden« wird. Okay – positiver Stress ist natürlich kein Problem. Aber mal ehrlich: Wenn du mit Begeisterung Lasagne kochst oder ein Bild malst, kämst du wohl kaum auf die Idee zu sagen: »Mann, heute war's mal wieder total stressig.« Oder? Wenn wir hier also von »Stress« reden, meinen wir genau das, was alle damit meinen: den Druck, die innere Unruhe und die psychischen Belastungen, die krank und unglücklich machen.

Jeder von uns reagiert anders auf Stress. Manche werden unruhig, nervös und leiden unter Schlafstörungen oder Rückenschmerzen. Andere sind häufig unzufrieden oder reagieren mit Unsicherheit. Wieder andere werden depressiv. In Deutschland leiden über vier Millionen Menschen unter Depressionen. Ebenso wie Angststörungen gehen auch Depressionen mit kürzeren Telomeren einher. Depressive Verstimmungen wirken sich also sowohl negativ auf unser Gemüt als auch auf unsere Zellen aus. Deshalb beschleunigen sie den Alterungsmechanismus. Meditation und Achtsamkeitstechniken senken nachweislich Stress. Bei der Behandlung depressiver Erkrankungen können sie eine wirkungsvolle Alternative zu Antidepressiva und Verhaltenstherapie sein – das haben Studien gezeigt.

Entspannt und sorgenfrei zu leben, ist eine schöne Sache und hat zudem zwei enorme Vorteile: Erstens wirkt sich Stressreduktion ganz direkt auf deine Stimmung, dein Aussehen und deine Gesundheit aus. Zweitens wirst du besser für dich sorgen und automatisch gesünder leben, wenn du dich von Stress befreist. Wer häufig unter Spannung steht, sucht nämlich unbewusst nach Ausgleich. Wir brauchen Entspannung, wir sind ja keine Maschinen. Und je schneller und bequemer es für uns ist, wieder runterzukommen, desto besser. Was läge da näher, als sich ein Gläschen Wein einzugießen – oder auch mal ein Fläschchen? Oder sich aufs Sofa fallen zu lassen und in die Kiste zu glotzen, bis einem die Augen zufallen? Auch beachtliche Mengen Schokolade, Zigaretten oder noch schädlichere Substanzen versprechen bei Stress schnelle Abhilfe. Wie dumm nur, dass wir da den Teufel mit dem Beelzebub auszutreiben versuchen. Ob Nikotin, Alkohol, Tabletten oder exzessiver Medien- oder Kalorienkonsum – letztendlich sind das alles nur Nebelschwaden, die unseren Geist kurzfristig betäuben. Verzieht sich der Nebel erst wieder, wird es für uns dann noch schwerer, Probleme zu lösen und der Wirklichkeit gelassen zu begegnen.

> **Was also tun? Am besten erstmal gar nichts. Statt dauernd etwas tun, ändern oder Probleme »lösen« zu wollen, können wir uns auch einfach mal hinsetzen, Ruhe geben und den Dingen ihren Lauf lassen.**

Genau darum geht's bei der Meditation, und es funktioniert sehr gut, denn meditierend lernen wir, vom Tun- in den Seinsmodus zu wechseln. Alles, was ist, darf ruhig da sein. Das gilt nicht nur für die angenehmen Dinge, sondern auch für die unangenehmen. Die Sonne darf da sein, aber der Regen auch. Unsere Freude ist willkommen, aber auch unsere Ängste, unsere Kopfschmerzen oder die schwierigen Kollegen, Kinder oder Eltern sollten wir gelassen begrüßen, da sie ein Teil der Wirklichkeit sind. Um gelassen zu werden, ist es nicht nötig, sein ganzes Leben auf den Kopf zu stellen oder ins Kloster zu gehen; vielmehr geht es darum, mit all den kleinen und großen Katastrophen, die unser tägliches Leben zu bieten hat, entspannt und achtsam umzugehen.

Warum kompliziert, wenn es auch einfach geht?

Falls du das Gefühl hast, dass dein Leben manchmal viel zu kompliziert und unübersichtlich ist, dann liegt das womöglich einzig und allein daran, dass dein Leben viel zu kompliziert und unübersichtlich ist. Vielleicht tröstet es dich zu wissen, dass es den allermeisten Menschen genauso geht wie dir. Wir alle sehnen uns nach Ruhe, weil uns alles zu viel wird. Wir alle sehnen uns nach Entschleunigung, weil das Tempo heute atemberaubend ist. Nicht nur um uns herum läuft alles aus dem Ruder, auch in uns selbst läuft der Turbo heiß – da muss man schon ganz schön robust sein, um nicht langsam verrückt zu werden. Es gibt also zwei Optionen: einfach weitermachen wie bisher und den Kopf (hoffentlich) irgendwie über Wasser halten. Wenn du uns fragst, klingt das aber nicht sehr anziehend, deshalb finden wir es sehr beruhigend, dass es noch eine zweite Möglichkeit gibt: sich besinnen, einen oder zwei Gänge zurückschalten und loslassen, zum Beispiel durch Meditation. Durch Meditation kannst du deine Mitte und damit deine innere Balance schneller zurückgewinnen als durch jeden Longdrink. Vor allem hält die Wirkung wesentlich länger an. Und einen Kater bekommst du davon auch nicht. Wann immer du dich hinsetzt, um »nichts zu tun«, kommen die unruhigen Gedankenwirbel zur Ruhe. Das geht vielleicht nicht sofort, aber mit der Zeit klappt es auf jeden Fall. Und selbst wenn dein Geist ab und zu mal Achterbahn mit dir fährt, so wird das doch immer seltener der Fall sein.

Durch Meditation lernst du, deinen Geist zu sammeln und dein Bewusstsein auf nur eine Sache zu richten, statt die Gedanken ständig wandern zu lassen. Vor einigen Jahren wurde das Ergebnis einer interessanten Studie zu den Wirkungen des gedanklichen Abschweifens veröffentlicht. Die Harvard-Psychologen Matthew Killingsworth und Daniel Gilbert entwickelten eine iPhone-App: Tausende Menschen wurden mittels dieser App zu zufällig ausgewählten Zeiten und bei verschiedensten Aktivitäten zum Maß ihrer Zufriedenheit befragt. Herausgekommen ist schließlich, dass die meisten von uns nicht etwa dann am zufriedensten sind, wenn sie im Liegestuhl herumlümmeln und tagträumen können, sondern wenn sie konzentriert sind. Bei einer einzigen Sache zu sein und nicht abzuschweifen, erhöht die Zufriedenheit ganz enorm. Und genau darum geht es beim Meditieren: nur eine Sache. Nur im jetzigen Augenblick, nur hier und nicht woanders sein – immer nur auf einer Hochzeit tanzen, das reicht vollkommen. Warum also kompliziert, wenn es auch einfach geht? Sobald unsere Gedanken und Gefühle aufhören, in der Vergangenheit und der Zukunft herumzuspringen, löst Stress sich ganz von selbst auf, denn auch wenn man's zuweilen kaum glauben mag: Gestresst zu sein ist *nicht* unser natürlicher Zustand.

Du bist wundervoll, so wie du bist – sei gut zu dir!

Dies ist eine gute Stelle, um noch einmal komplett auszuholen: Wenn wir hier über »Buddha statt Botox« schreiben, dann meinen wir damit natürlich nicht den leibhaftigen Buddha, der im Lotossitz unter dem indischen Feigenbaum saß. Und wir meinen auch nicht die »leibhaftige« Botoxspritze in der Hand des Dermatologen. Vielmehr geht es uns darum, etwas viel Grundsätzlicheres auszudrücken: »Buddha« repräsentiert das Wesentliche in deinem Leben – das *Sein*. Hingegen steht »Botox« für das Oberflächliche, den *Schein*. Wir sind überzeugt davon, dass sich wahre Schönheit, Charisma und Anziehungskraft nur aus der Tiefe heraus und niemals an der Oberfläche entwickeln können. Die Sehnsucht nach Schönheit und Jugendlichkeit ist nur zu verständlich. Es gibt wohl kaum jemanden, den es kalt lässt, wenn die Zeichen der Zeit im Badezimmerspiegel immer offensichtlicher werden – und Frauen lässt das wohl noch weniger kalt als die meisten Männer. Diese Sehnsucht nach ewiger Jugend und perfektem Aussehen kann leicht dazu führen, dass wir eine wichtige Entwicklungsaufgabe übersehen: Sie besteht darin, dass wir lernen, uns so anzunehmen, wie wir sind, und uns mit uns selbst anzufreunden, auch wenn wir eben nicht perfekt und längst keine 25 mehr sind.

Oben hatten wir bereits erwähnt, dass es nur eine erfreuliche *Nebenwirkung* der Meditation ist, dass sie unser Aussehen verwandelt? Die eigentliche *Wirkung* ist aber, dass Meditation uns von Stress befreit und uns deshalb von innen heraus strahlen lässt. Und genauso ist es auch beim Selbstmitgefühl. Wenn du glaubst, dass du es *erstmal* schaffen musst, schlank, fit, elegant, faltenfrei und top gestylt zu sein und dich *dann* lieben wirst, kannst du das vergessen. Frag mal ein paar Models, ob die sich bedingungslos annehmen können, so wie sie sind – du wirst staunen. Man könnte fast meinen, dass die Fähigkeit, sich selbst zu mögen, umso schwächer ist, je makelloser frau aussieht. Umgekehrt aber funktioniert das Ganze prima: Lerne *zuerst*, dich anzunehmen und dich innerlich zu umarmen, und *dann* wirst du Selbstbewusstsein, Sicherheit und innere Kraft ausstrahlen. Wenn du erst einmal mit dir selbst verbunden bist, kannst du auch gern ein paar Kilo abnehmen, dich fit halten oder dir schöne Kleider kaufen, wenn du das möchtest. Das ist dann aber ganz was anderes, denn dann bewegst du dich nicht mehr an der Oberfläche, sondern entscheidest in Übereinstimmung mit deinen wirklichen Bedürfnissen. Und genau deshalb werden wir dir im Folgenden ein paar Dinge über *Self-compassion* verraten.

DIE WOHLTUENDE WIRKUNG DER SELF-COMPASSION

Der englischsprachige Begriff »Self-compassion« lässt sich am besten mit »Selbstmitgefühl« übersetzen, was zwar ein etwas sperriges Wort ist, die Sache aber auf den Kopf trifft. Genau darum geht es nämlich: freundlich mit sich selbst umzugehen und mit sich und seinen Problemen mitzufühlen. Manchmal wird Self-compassion auch mit »Selbstliebe« übersetzt. Auch nicht schlecht. Allerdings besteht die Gefahr, dass Selbstliebe mit Selbstverliebtheit oder Egoismus verwechselt wird. Selbstmitgefühl ist praktisch das genaue Gegenteil von Selbstverliebtheit und Egoismus. Mitgefühl ist eine Form der Verbundenheit, die es dir ermöglicht, das Leiden und die Schwierigkeiten von anderen oder eben dir selbst tief zu empfinden. Dazu gehört auch der Wunsch, die anderen oder dich selbst von diesen Schwierigkeiten zu befreien. Das Ganze geht also eher in Richtung Mutter Teresa und sicher nicht in Richtung Donald Trump! Selbstmitgefühl zu entwickeln bedeutet nicht, dass man sich selbst ständig bemitleidet. Es geht auch nicht darum, irgendetwas schönzureden – allerdings ebenso wenig geht es darum, etwas »hässlichzureden«. Das Ziel ist, die Dinge (in diesem Fall dich selbst) anzunehmen und zu akzeptieren, wie sie nun mal sind.

Seit vielen Jahren wird weltweit intensiv über die Wirkungen von Achtsamkeit, Mitgefühl und Selbstmitgefühl geforscht. Was eigentlich längst auf der Hand liegt, konnten Wissenschaftler inzwischen in Bilder verwandeln, auf denen man – also zumindest die Wissenschaftler – deutlich sehen kann, dass die Gehirnbereiche, die mit Zufriedenheit, Gelassenheit und Lebensfreude zusammenhängen, durch gezielte Mitgefühlsübungen aktiviert werden.

Falls du dich selbst nicht besonders magst, *solltest* und *kannst* du das ändern. Du *solltest* es ändern, da Menschen, die gelernt haben, sich selbst mitfühlend anzunehmen, nachweislich glücklicher sind. Sie werden emotional widerstandsfähiger und können besser und entspannter mit stressigen Situationen oder Krisen umgehen. Da sie sich besser um sich selbst kümmern, leben sie gesünder, gehen eher zu Vorsorgeuntersuchungen und gehen keine unnötigen Risiken ein. Du *kannst* es ändern, denn ebenso wie Achtsamkeit lässt sich auch Selbstmitgefühl gezielt üben. Und da diese beiden Qualitäten eng zusammenhängen, wirst du ganz automatisch mitfühlender, wenn du achtsamer wirst, und du wirst achtsamer, wenn du Selbstmitgefühl entwickelst. Es gibt einfache kleine Übungen und Reflexionen, die dir dabei helfen, dich nicht mehr so sehr von deinem inneren Kritiker einschüchtern zu lassen und eine bessere Verbindung zu deinem inneren Kind aufzunehmen.

SCHREIBE DIR EINEN MITFÜHLENDEN BRIEF

Jeder hat etwas, das er nicht an sich mag – vielleicht bist du unsicher, sagst oft zur falschen Zeit das Falsche oder findest deine Ohren zu groß und deine Beine zu dick. Stelle dir vor, dass deine Probleme die Probleme einer guten Freundin oder noch besser die eines 14-jährigen Mädchens sind, die deine Tochter oder die einer Bekannten sein könnte. Schreibe einige tröstende und verständnisvolle Zeilen an dieses Mädchen und damit an dich selbst. Schreibe aus einer Warte der Akzeptanz und des Mitgefühls, und lass dich von deinen eigenen Worten überraschen.

LERNE, MUTIG ZU DIR SELBST ZU STEHEN

Ob nun die »böse Gesellschaft«, unsere Eltern, Großeltern, Verwandten oder Lehrer schuld sind, das wollen wir mal offen lassen – Tatsache ist jedenfalls, dass viele von uns im Laufe ihres Lebens leider sehr oft zu hören oder zu spüren bekommen, dass sie so, wie sie sind, nicht gut genug sind. Und wenn man uns das nur oft genug einimpft, glauben wir den Quatsch irgendwann auch. Dann sind wir fest davon überzeugt, dass wir nicht vollständig sind; dass uns etwas fehlt – vielleicht mehr Geld, coolere Schuhe, vollere Haare, auf jeden Fall aber mehr Anerkennung. Das Gefühl, »nicht okay« zu sein, ist leider weit verbreitet, bei Frauen vielleicht noch mehr als bei Männern. »Ich bin nicht okay« ist ein typischer Glaubenssatz. Glaubenssätze sind Grundannahmen, die tief in unserem Geist verankert sind und von uns automatisch für wahr gehalten werden, obwohl sie es absolut nicht sind. Der Glaube, ein Mängelexemplar zu sein, bringt viele Probleme mit sich. Erstens fühlt sich das ganz schön bescheiden an. Zweitens aber führt es auch zu ungesunden Beziehungen, denn Partner, Freunde oder Kollegen werden für uns dann zu »Prothesen«. Wir verhalten uns wie Bettler, die um Anerkennung, Lob oder Bestätigung betteln. Natürlich merken die anderen das schnell – und wer möchte schon ständig einen Bettler an der Haustür oder gar auf seinem Wohnzimmersofa sitzen haben?

Im Gegensatz zu »Bedürftigen« sind selbstbewusste Menschen attraktiv und wirken sympathisch auf uns. Doch wie werden wir selbstbewusster? Vor allem dadurch, dass wir unsere Augen für eine einfache Wahrheit öffnen: Du brauchst nichts und niemanden, um erfüllt, zufrieden und ganz zu sein. Echtes Selbstbewusstsein nährt sich aus dem Mut zum eigenen Ich. Sei wie du bist – du musst dich nicht verstellen, ja du solltest es nicht einmal. Authentisch zu sein, ist nämlich das größte Geheimnis einer starken Ausstrahlung.

JEDER VON UNS IST SCHON VOLLSTÄNDIG UND VOLLKOMMEN OKAY SO, WIE ER IST.

Egal wen du triffst, egal, mit wem du dich unterhältst – jeder merkt sofort, ob du selbstsicher in dir ruhst oder ob du unsicher und auf der Suche nach Bestätigung bist. Das Problem ist nur: Wie schafft man es, Mut zum eigenen Ich zu entwickeln und authentisch zu sein? Das ist immerhin leichter gesagt als getan. Es ist schon einmal gut zu erkennen, dass es sich tatsächlich entwickeln lässt, dass also jeder irgendwann selbstbewusst und mutig durch die Welt schreiten kann. Die Entwicklung von Selbstmitgefühl ist dabei ein ganz entscheidender Schritt. Wenn du mit dir selbst mitfühlst, heißt das nicht, dass du deine Fehler nicht mehr siehst – im Gegenteil. Die Kunst besteht darin, sich *trotz* seiner Fehler okay zu finden. Statt ängstlich und verzweifelt verändern oder verdrängen zu wollen, was sich so leicht weder verändern noch verdrängen lässt, kannst du auch einen ganz anderen Weg gehen: Erstens siehst du die Dinge so, wie sie sind – das bedeutet, dass du deine Stärken ebenso erkennst wie deine Schwächen. Zweitens entwickelst du Verständnis für dich selbst. Mache dir bewusst, dass jeder Mensch Schwächen hat und darunter leidet. Statt weiterhin gegen dich selbst anzukämpfen, öffnest du dich, lässt deine Erwartungen los und sagst »Ja« zu dir selbst. Falls dir deine Nase zu groß, deine Hüften zu breit, deine Haut nicht rein oder deine Hände nicht zierlich genug sind, muss das alles kein Problem sein: Wenn du keines daraus machst, kannst du auf andere trotzdem attraktiv wirken. Und falls du doch darunter leidest, dich vielleicht minderwertig oder unwohl fühlst, so muss nicht mal das ein Problem sein: Beobachte deine Gefühle und Widerstände achtsam. Es ist vollkommen okay, traurig, frustriert oder unsicher zu sein. Du musst kein Übermensch sein, der ständig mit dem Mantra »Tschakka – du schaffst es!« im Kopf herumläuft.

Achtsamkeit und Mitgefühl mit dir selbst geben dir den Raum, den du brauchst, um wirklich im Reinen mit dir zu sein. Es ist zwar paradox, aber je weniger du versuchst, anders zu sein, desto mehr kannst du loslassen und desto schneller werden sich die Dinge, die dich belasten, verändern. Eines sollten wir uns immer wieder objektiv klar vor Augen führen: Unsere Attraktivität hängt nicht von unserer Haarfarbe ab. Auch nicht von unserem Alter oder unserem BMI. Untersuchungen haben gezeigt, dass das Erste, worauf sowohl Männer als auch Frauen achten, wenn sie jemanden kennen lernen, die Augen sind. Bei der Beurteilung anderer ist der Primäreffekt, also der sprichwörtliche erste Eindruck, ganz entscheidend – auch das zeigen Studien. Dieser erste Eindruck ist der »Augenblick«. Und was andere in deinen Augen sehen, ist nicht so sehr die Augenfarbe oder -form, sondern vielmehr, was aus deiner Seele strahlt. Deine Ausstrahlung hängt entscheidend von deiner Stimmung ab. Was immer du fühlst, strahlst du auch aus. Schöne Gefühle wirken anziehend auf andere, während düstere oder negative Stimmungen abtörnen. Schöne Gefühle sind also nicht nur angenehm, sie machen uns auch attraktiv.

Self-Compassion in der Prasxis

SO ENTWICKELST DU SELBSTFREUNDLICHKEIT.

Falls du dich selbst nicht ausstehen kannst, hat das natürlich viel mit der Art zu tun, wie du mit dir selbst umgehst. Selbstakzeptanz ist eine wunderbare Sache, aber leider fällt sie nicht vom Himmel. Für manche von uns mag es relativ leicht sein, für viele ist es jedoch ganz schön schwer, sich selbst wirklich von Herzen anzunehmen. Das muss nicht sein, denn es gibt einige ganz einfache Methoden, durch die du dein Selbstmitgefühl schnell entdecken wirst:

MACHE DICH SELBST ZU DEINER BESTEN FREUNDIN.

Selbstmitgefühl ist die Bereitschaft, dich ebenso um dich selbst zu kümmern, wie du es bei einem guten Freund oder einer Freundin tätest. Behandle dich selbst sanft und mit Wärme. Wenn dir das schwerfällt, dann mache dir immer wieder bewusst, wie du eine gute Freundin behandeln würdest. Wenn sie Probleme hat, schwierige Phasen durchlebt oder frustriert ist – würdest du sie dann fertig machen? Würdest du ständig an ihr herumkritisieren? Oder würdest du ihr nicht vielmehr zuhören, ihr deine Zeit schenken, für sie da sein und sie wieder aufzubauen versuchen? Sobald du anfängst, dich selbst wie deine beste Freundin zu behandeln und warmherzig mit dir umzugehen, wird sich dein ganzes Leben ändern. Und warum solltest du das nicht tun? Immerhin wird niemand dir jemals so nah sein, wie du selbst.

VERSUCHE, DICH ZU VERSTEHEN.

Alles verstehen heißt alles verzeihen. Zu verstehen heißt nicht, dass wir nichts ändern sollten, wohl aber, dass wir erst erkennen und dann handeln sollten. Wenn du also rauchst, übergewichtig bist, dich zu wenig bewegst, den Mund in Gesprächen einfach nicht aufkriegst oder auf der anderen Seite zu viel quatschst, dann versuche erst einmal zu verstehen, was sich hinter diesen Problemen verbirgt. Vielleicht rauchst du ja, weil du dich nach Entspannung sehnst. Vielleicht isst du zu viel, weil du dich nach Genuss sehnst oder weil da eine Sehnsucht in dir ist, die du bisher nicht anders stillen kannst. Vielleicht sagst du kaum etwas, weil du Angst hast, nicht die richtigen Worte zu finden. Und vielleicht plapperst du einfach drauflos, weil du schlicht viel zu erzählen hast. Nichts geschieht grundlos. Erkenne, dass »Fehler« und Schwierigkeiten ganz normal und daher eben auch ganz verständlich sind – nicht nur die der anderen, sondern auch deine eigenen.

LOBE DICH ÖFTER MAL SELBST.

Wenn dir etwas gelungen ist, dann sage dir: »Hab ich prima gemacht!« Und denk bloß nicht, dass du das nur bei großartigen Leistungen tun darfst. Jede kleine Entscheidung, die dazu führt, dass du dir oder jemand anderem gut tust, ist es wert, beachtet und gewürdigt zu werden.

BRINGE DEINE INNERE RICHTERIN ZUM SCHWEIGEN.

Mit sich selbst zu reden, ist eine normale Funktion des Gehirns. Das Problem ist nur, dass wir uns dabei manchmal sehr gemeine Dinge sagen. Gehe nicht zu streng mit dir ins Gericht. Sage dir nicht ständig, dass du blöd reagiert hast, dumm bist, mit den anderen nicht mithalten kannst, wieder mal an allem schuld bist oder was deine innere Richterin sonst noch für Unsinn von sich gibt. Wenn du schon Selbstgespräche führst, dann sprich doch mal zu deinem inneren Kind. Sag ihm, dass es vollkommen in Ordnung ist, wütend zu sein, sich etwas nicht zu trauen, Fehler zu machen. Wer sagt eigentlich, dass du perfekt sein musst?

VERWÖHNE DICH ÖFTER SELBST.

Genieße die Momente, die sich gut dafür eignen, genossen zu werden. Und wenn es zu wenige dieser Momente gibt, dann schaffe sie einfach. Setze dich angenehmen Situationen aus, gehe in die Sauna, ins Kino, in ein italienisches Restaurant, ein schönes Konzert. Selbstfürsorge ist mindestens genauso wichtig wie Selbstmitgefühl und hat keineswegs etwas mit Egoismus zu tun.

»MÖGE ICH GLÜCKLICH UND GEBORGEN SEIN.«

Aus dem Buddhismus stammt die sogenannte Metta-Meditation – eine einfache Möglichkeit, Mitgefühl zu entwickeln. Setz dich hin, schließ die Augen, atme einige Male entspannt durch und denke dann die Sätze: »Möge ich glücklich und geborgen sein. Möge ich friedvoll und frei von Leiden sein.« Wiederhole diese Sätze innerlich mehrere Male – beispielsweise morgens nach dem Aufstehen oder kurz bevor du abends ins Bett gehst. Du kannst dir diese Sätze auch zwischendurch innerlich vorsagen, ohne dabei zu meditieren, beispielsweise wenn du auf dem Weg zum Einkaufen bist. Mit der Zeit wird sich deine negative Selbstkritik auflösen und du wirst beginnen, liebevoller mit dir umzugehen. Du musst die Sätze noch nicht einmal mitfühlen, wenn du sie wiederholst. Die Worte genügen – das Mitgefühl kommt dann ganz von alleine.

SORGE GUT FÜR DICH.

Achte auf deine Bedürfnisse: Was brauchst du? Was täte dir jetzt gut? Und wer oder was tut dir gar nicht gut? Was willst du wirklich? Und was kannst du ändern, um zufriedener und glücklicher zu sein? Gut für dich zu sorgen bedeutet, dass du dich erstmal gar nicht sorgst, sondern dich einfach nur nicht vernachlässigst. Vielleicht brauchst du mehr Entspannung, vielleicht auch mehr Anregungen, vielleicht solltest du mal eine Reise machen oder auch mehr Zucchini essen. Nur du selbst kannst sagen, was es heißt, gut für dich zu sorgen.

NIMM DICH SELBST NICHT ZU ERNST.

Humor ist eine sehr lustige Art, Stress über Bord zu werfen. In deinem Lachen liegt viel Kraft. Humor wirkt ansteckend. Immer wenn du über dich selbst lachen kannst, wechselt schlagartig deine Perspektive: Selbst kleine

»Katastrophen« verwandeln sich oft in Komödien, wenn du versuchst, die Dinge lockerer zu sehen. Wenn du öfters lachst, und zwar auch über dich selbst, signalisierst du den anderen, dass sie sich in deiner Gegenwart entspannen und wohlfühlen können. Heiterkeit, Frohsinn und Humor halten dich jung – und sie wirken auf andere anziehend und sympathisch! Humor macht dich schön!

Die spirituellen Schönheitsgeheimnisse

Ab Seite 111 wirst du viele konkrete Übungen kennenlernen, durch die du deinen Körper und dein Aussehen pflegen und dein Wohlbefinden verbessern kannst. Doch bevor wir uns den Techniken aus dem Hormon-Yoga, der Meditation oder dem Qigong zuwenden, wollen wir dir hier noch ein paar allgemeingültige Prinzipien ins Bewusstsein rufen. Diese Prinzipien kannst du im Alltag umsetzen. Auch wenn du überhaupt keine Zeit für Übungen hast, wirst du allein dadurch, dass du dich an diese – übrigens ebenfalls mit der buddhistischen und fernöstlichen Philosophie zusammenhängenden – »Lebensregeln« hältst, viele Veränderungen beobachten können, die dich wahrscheinlich überraschen. Und dabei geht es gar nicht mal darum, etwas besonders Verrücktes zu tun. Die folgenden spirituellen Schönheitsgeheimnisse sind auch für den normalen Menschenverstand leicht nachvollziehbar. Leider schenken wir dem Naheliegenden oft kaum Bedeutung. Doch wie sagte schon Goethe: »Warum in die Ferne schweifen, sieh das Gute liegt so nah …« Und das kannst du ruhig wörtlich nehmen, denn die Anleitung zum »Guten« ist nur noch einen Absatz weit entfernt …

Werde schön durch Lächeln

Es fühlt sich gut an zu lächeln – und zwar nicht nur für dich, wenn du lächelst, sondern auch für alle anderen um dich herum. Lächeln macht jeden von uns attraktiver. Das ist ja auch kein Wunder, denn Lächeln befreit – zumindest für einen Augenblick – von schlechten Gedanken und Sorgen, also von Geistesgiften. Wie gut das tut, darüber haben wir ja schon gesprochen. Wenn du lächelst, fühlst du dich nicht nur wohler, du machst auch die Welt ein Stückchen besser und bringst deine innere Schönheit nach außen. Lächeln wird stark unterschätzt. Manche halten es sogar für albern zu lächeln. Dabei ist das wirklich albern! Anthropologen konnten nachweisen, dass selbst blinde Kinder lächeln, wenn sie sich wohlfühlen. Lächeln ist also offenbar etwas ganz Wichtiges und Menschliches. Die Wissenschaft hat sich intensiv mit dem Lächeln befasst und dabei noch viel interessantere Dinge herausgefunden. Beispielsweise, dass Lächeln tatsächlich, messbar (!), die Stimmung der Menschen hebt, die ein Lächeln wahrnehmen – und dass es buchstäblich ansteckend ist. Es ist schon verblüffend: In unserem Gehirn gibt es Nervenzellen, die speziell auf Lächeln reagieren. Stress sinkt, Glückshormone werden ausgeschüttet und sogar das Immunsystem wird durch Lächeln stärker!

Okay, es mag schon sein, dass uns Lächeln schön und gesund macht und auch unseren Mitmenschen guttut. Und wenn wir uns wohlfühlen, lächeln wir ja sowieso ganz automatisch. Was aber, wenn wir uns nicht wohlfühlen? Was kannst du tun, wenn dir im Augenblick nun mal wirklich nicht nach Lächeln, sondern vielleicht gar eher zum Heulen zumute ist? Kein Grund, den Kopf hängen zu lassen. Es gibt nämlich einen einfachen Trick, mit dem du dein Gehirn überlisten kannst: Du lächelst, wenn du dich wohlfühlst – aber umgekehrt klappt das verblüffenderweise auch. Wenn du absichtlich lächelst, schaltet dein Gehirn um und denkt: »Ach schau an – anscheinend geht's mir gerade ziemlich gut.« Und prompt werden Glückhormone freigesetzt. Zwar nicht ganz so prompt, wie es bei einem »echten« Lächeln der Fall ist, aber dennoch wirst du dich tatsächlich ein Stückchen wohler fühlen, wenn du lächelst, auch wenn dir nicht nach Lächeln zumute ist! Ist das nicht verrückt?

Da gibt es jedoch leider einen kleinen Haken: Einfach herumzulaufen und wie ein Honigkuchenpferd zu grinsen, hat keinen Sinn. Es kommt nämlich auf das *richtige* Lächeln an. Psychologen konnten neunzehn unterschiedliche Arten des Lächelns unterscheiden – aber nur eine davon hat die magischen Wirkungen, von denen wir gesprochen haben. Probier das am besten gleich mal aus. Du wirst schnell merken, dass sich negative Gefühle kein bisschen verändern, wenn du nur die Mundwinkel hochziehst. Wissenschaftler haben entdeckt dass es vor allem ein kleiner Muskel ist, der den Unterschied ausmacht. Unser Gesicht hat 42 Muskeln, die für unseren Gesichtsausdruck verantwortlich sind – aber einer ist von ganz herausragender Bedeutung. Und zwar der sogenannte Augenringmuskel, der nicht etwa Augenringe verursacht, sondern einen Muskelring um das Auge bildet und deinen Augen ihren Ausdruck verleiht. Dieser Muskel wird beim echten, ansteckenden und glücklich machenden Lächeln aktiv. Es sind also eigentlich nicht die Augen, die so sprechend sind, denn der Augapfel selbst verändert sich kaum, sondern das Drumherum.

Wie Forscher so sind, wollten sie es natürlich ganz genau wissen und ließen Versuchspersonen das »echte« Lächeln üben. Dabei maßen sie, wie sich die Stimmung veränderte. Das geht tatsächlich, und zwar mit einem Elektroenzephalographen (EEG), einem Gerät, das die Hirnströme misst. Was die Wissenschaftler beobachten konnten, war eindeutig: Je besser jemand seinen Augenringmuskel kontrolliert, desto bessere Stimmung kommt auf.

Das wollen wir doch gleich mal ausprobieren.

ÜBUNG MACHT DIE LÄCHELMEISTERIN

Stell dich vor den Spiegel. Wenn du jetzt versuchst zu lächeln, obwohl dir nicht nach Lächeln zumute ist, wird das wahrscheinlich erst mal ziemlich künstlich und auch etwas doof aussehen. Versuche es daher Schritt für Schritt:

1. Hebe die Mundwinkel. Das hast du bestimmt schon beim ersten Versuch gemacht, und das ist auch schon mal ein guter Anfang. Es geht aber noch weiter.
2. Konzentriere dich jetzt auf deine Augen. Hebe den Blick ein wenig. Fühlt sich das schon etwas besser an? Bestimmt, aber ein richtiges Lächeln ist das wahrscheinlich immer noch nicht.

3. Probiere nun aus, ob du deine Augenbrauen ein bisschen in Richtung Ohren bewegen kannst. Jetzt sollte schon etwas mehr zu spüren sein und vielleicht heben sich deine Mundwinkel automatisch ein wenig mehr.
4. Entspanne dein Gesicht rund um das Lächeln herum. Vielleicht hilft dir die Vorstellung, »sanft« zu lächeln. Wir haben auch schon den Ratschlag gelesen, »ein halbes Lächeln« zu probieren. Wie auch immer – dein Lächeln sollte auf jeden Fall entspannt sein.

Und? Wie war das? Hast du schon zumindest den Anflug eines echten Lächelns spüren können? Wenn ein echtes Lächeln auf deinem Gesicht erscheint, wirst du das deutlich spüren können. Es ist ein bisschen so, als würde in deinem Kopf kurz ein inneres Licht aufleuchten. Vielleicht nur für einen ganz kurzen Augenblick kannst du von innen kommende Freude und Befreiung spüren. Wenn das beim ersten Mal noch nicht geklappt hat, weil du gerade nicht so gut drauf bist, übe einfach entspannt weiter und wiederhole es ein paar Mal. Du kannst die Übung übrigens noch intensivieren. Dazu musst du das Gefühl zu lächeln durch den Gegensatz deutlicher machen – ähnlich wie beim Prinzip der An- und Entspannung der Muskeln (siehe »Entspannen und loslassen« Seite 111). Versuch es einmal: Bestimmt kannst du dich an ein unerfreuliches Erlebnis erinnern, bei dem dir überhaupt nicht nach Lächeln zumute war. Suche dir aber nichts Dramatisches aus – eine etwas unangenehme oder traurige Situation reicht vollkommen, zum Beispiel als du deinen letzten Strafzettel bekommen oder auf dem Gehweg einen Hundehaufen übersehen hast. Versuche, dieses Gefühl deutlich zu spüren. Sobald du die Erinnerung vor Augen hast, solltest du es noch einmal mit dem absichtlichen Lächeln probieren. Kannst du spüren, wie sich die düstere Stimmung zumindest ein kleines bisschen aufhellt? Wenn ja, dann bist du auf dem richtigen Weg. Übung macht die Meisterin – sogar beim Lächeln.

Bewahre deine Haltung

Deine Haltung ist entscheidend. Und: Haltung ist etwas Dynamisches. Es mag ja ganz nett sein, eine »optimale« Position einzunehmen, wenn man für ein Foto posiert. Doch nur auf dem Foto schön auszusehen, reicht natürlich nicht. Das Leben ist kein Standbild und ansonsten gibt's ja Photoshop. Für den Alltag gilt: Du kannst noch so super aussehen, doch wenn du schief und krumm dastehst, den Kopf nach vorn gebeugt hältst, die Schultern hängen lässt und wie ein Frosch auf Krücken herumläufst, wirst du nicht sonderlich attraktiv wirken. Eine schlechte Haltung ist ein echter Schönheitskiller. An sich kannst du deine Haltung zum Glück relativ leicht verändern. Ärgerlich ist nur, dass die Macht der Gewohnheit dich schnell wieder in eine schlechte, krumme Haltung ziehen wird – es sei denn, du bist sehr achtsam. Du hast es bestimmt schon gemerkt, dass Achtsamkeit und Übung die buddhistischen Grundprinzipien sind, bei denen wir immer wieder landen.

Vielleicht hast du ja körperliche Einschränkungen, die es dir unmöglich machen, völlig aufrecht zu gehen. Mit einem Rundrücken hat man nun einmal einen runden Rücken, mit einem verkürzten Bein eine Schiefstellung des Beckens. Das ändert aber nichts daran, dass du – innerhalb deiner Möglichkeiten – trotzdem aufrecht stehen kannst. Bedenke allerdings andererseits: Ein Mensch ist kein Brett. Wenn du so aussieht, als hättest du eins verschluckt, wirkt das auch nicht gerade harmonisch.

Eine gute, energievolle Haltung zeigt sich vor allem in der Bewegung. Das kannst du leicht erkennen, wenn du dir einmal Tänzer anschaust. Um eine harmonische Haltung einnehmen zu können, ist die richtige Mischung wichtig. Während dein Rücken aufrecht sein sollte, sollten Schultern und Nacken entspannt sein. Locker und zugleich kraftvoll zu sein, ist vor allem Übungssache. Im Praxisteil wirst du nachher einige Übungen aus dem Qigong und dem Yoga kennenlernen, durch die du deine Haltung verbessern kannst. Auch das Sitzen in der Meditation eignet sich sehr gut, um zu einer harmonischen Haltung zu finden.

EINE GUTE HALTUNG BEGINNT FÜR VIELE AM SCHREIBTISCH

Gerade bei Personen, die den Großteil des Tages sitzend am Schreibtisch verbringen, ist schnell eine schlechte Haltung zu beobachten. Es ist nun einmal am bequemsten, mit rundem Rücken und vornüber gebeugten Schultern vor dem Rechner zu hängen. Dass wir diese krumme Haltung so jedoch überall hin mitnehmen, wird nur selten bedacht. Unser Tipp: Setze dich bewusst mit geradem Rücken auf deinen Schreibtischstuhl, deine Füße stehen hüftbreit nebeneinander auf dem Fußboden, deine Schultern sind leicht nach unten und hinten geschoben. Wenn du diese Haltung das erste Mal einnimmst, wirst du sie wahrscheinlich nicht lange beibehalten, da dein Gehirn die krumme Haltung bereits verinnerlicht hat. Stell dir daher einen Wecker oder dein Handy auf etwa alle zehn Minuten, sodass du bei jedem Klingeln daran erinnert wirst, wieder die korrekte Haltung einzunehmen. Sei achtsam, vielleicht schaffst du es auch, dich zwischendurch immer wieder zu korrigieren. Nach einiger Zeit wirst du keine Erinnerung mehr benötigen, da dein Gehirn deinem Körper mitteilt, welche Haltung die korrekte ist.

Haltung hat aber noch eine zweite Seite. Es gibt auch eine geistige Haltung: Wie stehst du der Welt gegenüber? Aufrecht oder schwankend? Das Gute im Auge oder das Schlechte? Wenn du ein »aufrechter« Mensch bist und das Gute in den Dingen siehst, wirst du sicherlich von mehr Menschen als attraktiv empfunden, als wenn du deine Ansichten immer schön der Situation anpasst, immer das Schlechte betonst oder dich »hängen lässt«. Auch Gelassenheit ist eine innere Haltung. Gelassen zu sein und auch in brenzligen Situationen »Haltung zu bewahren«, ist mehr wert und macht dich attraktiver als alle anderen Aspekte der Haltung. Wenn du gelassen bist, strahlst du eine innere Stärke aus, die attraktiv und anziehend wirkt.

Interessanterweise hängen all diese Formen von Haltung eng miteinander zusammen. Allein schon dadurch, dass du eine gute körperliche Haltung einnimmst, verändert sich dein Gemütszustand augenblicklich. Spüre einmal nach, was passiert, wenn du dich bewusst gerade hältst, den Blick geradeaus richtest und deine Bewegungen geschmeidig werden lässt. Du wirst sehen: Du fühlst dich gleich besser. Und das zeigt sich wiederum in deiner Ausstrahlung. Eine schöne Haltung ist wie die Schönheit überhaupt: Sie ist innerlich und äußerlich präsent. Beides ist miteinander in Harmonie. Oder wie Bischof Ambrosius von Mailand es so passend ausdrückte: »In der Haltung des Körpers verrät sich der Zustand des Geistes. Durch jede Körperbewegung spricht die Stimme des Geistes.«

Befreie deine Lebensenergie

Man hat's wirklich nicht leicht. Viele Menschen bewältigen ihren Alltag und ihren Job nur mit großer Mühe. Sie scheinen ständig zu wenig Energie zu haben. Andererseits gibt es auch einige, die vor Energie und Lebenskraft nur so sprühen und aktiv im Leben stehen. Wenn wir wählen können, umgeben wir uns lieber mit letzteren – mit Menschen, die wahre Energiebündel sind. Sie inspirieren uns, wir langweilen uns nicht mit ihnen, und außerdem scheinen sie einen Teil ihrer Energie an alle um sie herum abzugeben – ein Geschenk, das wohl jeder von uns gern annimmt. Dynamische, energiegeladene Frauen und Männer wirken daher immer anziehend und attraktiv auf andere. Im Fernen Osten hat man dem Geheimnis der Lebensenergie schon seit jeher mehr Aufmerksamkeit geschenkt als bei uns. Während westliche Wissenschaftler sich vor allem auf die »handfesten« Aspekte des Menschen, etwa auf die Anordnung und Funktion der Organe konzentrierten, sahen die Forscher des Ostens den Menschen schon vor Jahrtausenden in erster Linie als Energiephänomen.

Östliche und westliche Wege unterscheiden sich daher ganz grundsätzlich. Gymnastik hat sehr wenig mit Yoga zu tun. Sport im westlichen Sinne ist etwas völlig anderes als Qigong oder Aikido. Und Operationen, bei denen wir aufgeschnitten werden, um unsere Organe »reparieren« zu lassen, haben praktisch nichts mit den klassischen Therapieformen des Ostens gemein. So wird ein chinesischer Heiler immer versuchen, den Energiefluss bei seinem Patienten wieder anzuregen, Blockaden zu beseitigen und den Körper dabei zu unterstützen, seine natürliche Balance wiederzufinden, statt zum Skalpell zu greifen. Das chinesische Konzept der Qi-Energie bildet die Grundlage für die traditionelle chinesische Medizin (TCM), über die du im Kapitel über Akupressur (siehe Seite 176) noch mehr erfahren wirst. Die Vorstellung, wonach die Lebensenergie Qi in feinstofflichen Kanälen, den »Meridianen«, durch den ganzen Körper strömt, findet sich in sehr ähnlicher Form auch in der Yogaphilosophie wieder. Obwohl wir Yoga bei uns meist als eine Form der Gymnastik ansehen, die uns hilft, fit zu werden – was ja auch der Fall ist –, geht es im Yoga doch um sehr viel subtilere Dinge. Es geht darum, zum Meister oder zur Meisterin seiner Lebensenergie zu werden, die im Yoga als »Prana« bezeichnet wird.

SO SAMMELST DU DEINE ENERGIE IM ALLTAG

Die wichtigste Quelle der Lebensenergie ist die Luft, die wir atmen. Natürlich gilt dies besonders für gute, reine Luft wie etwa Wald-, Berg- oder Meeresluft. Doch selbst in den Städten können wir immer noch ausreichend Prana aufnehmen, sofern wir achtsam atmen. Traditionelle Yogatexte betonen, dass unsere Atemluft in hohem Maß mit Prana angereichert ist. Die Pranayama-Techniken, die die Körperstellungen im Yoga ergänzen, werden daher meist als »Atemübungen« beschrieben. Auf den ersten Blick scheint das auch zu stimmen, denn die Atmung spielt im Pranayama eine entscheidende Rolle. Genau genommen werden Pranayama-Techniken jedoch eingesetzt, um vermehrt Lebensenergie aufzunehmen und zu speichern. Der Sanskritbegriff »Pranayama« leitet sich nämlich von »Prana« (»kosmische Urenergie«) und »yama« (»Kontrolle« oder »Ausweitung«) ab. Pranayama ist also nichts anderes als die Kontrolle der Lebensenergie.

Auf Seite 99 beschreiben wir eine einfache, klassische »Atemübung«, durch die du jederzeit gezielt Prana aufnehmen kannst. Zuvor möchten wir dir jedoch ein paar einfache Möglichkeiten zeigen, Prana auch mitten im Alltag aufzunehmen und zu speichern:

- Sorge dafür, dass du regelmäßig etwas Bewegung bekommst. Doch übertreibe es nicht, denn das würde dir deine Energien schneller rauben, als du sie wieder aufladen kannst. Mache kleine Spaziergänge, gehe ein paar Stufen zu Fuß die Treppe hoch, strecke dich immer wieder einmal durch, gehe Tanzen, Schwimmen oder mache ein paar Yoga- oder Qigong-Übungen – das genügt. Wenn du achtsam in deinen Körper hineinhörst, wirst du schnell entdecken, dass Bewegung ein Grundbedürfnis ist – auch wenn wir das in Zeiten von Autos, Rolltreppen und Sitzmarathons im Büro leider leicht vergessen.

- Ein erholsamer Schlaf ist ideal, um deine Energien zu sammeln. Im Kapitel über Telomere findest du einige Tipps (siehe Seite 61), wie du besser einschlafen und deine Schlaftiefe verbessern kannst. Zudem sollten wir Großmutters Ratschlag, schon vor Mitternacht ins Bett zu gehen und bei Sonnenaufgang aufzustehen, öfter mal beherzigen. Auch kleine Entspannungspausen helfen dir, deine Lebensenergie zu sammeln (siehe dazu den Abschnitt »Entspannen und loslassen«, Seite 111).

- Dass frische, vitalstoffreiche und naturbelassene Nahrung sich als Prana-Quelle besser eignet als Fastfood und industriell verarbeitete Lebensmittel, sollte nicht weiter verwundern. Darüber hinaus ist aber wichtig, achtsam zu essen. Wenn du all deine Sinne beim Essen ganz und gar auf das Essen richtest, sammelst du automatisch Energie. Yogis sagen, dass wir beim Essen besonders viel Prana aufnehmen können – allerdings gilt das nur, wenn wir bewusst langsam essen, gründlich kauen und unsere Nahrung achtsam zu uns nehmen. Wir sollten es also künftig vermeiden, hektisch etwas in uns hineinzustopfen oder den Fernseher beim Essen anzuschalten.

- Schütze dich vor äußeren Einflüssen, die dir Energie rauben, wie Kälte, Nässe, Zugluft und Hitze. Während kurze Sonnenbäder dazu beitragen, Prana über die Sonne aufzunehmen, schadet es deiner Gesundheit und deinem Aussehen, in der Sonne zu braten.

- Schütze dich vor äußeren Giften wie Alkohol, Nikotin, Drogen und Medikamenten, sofern du Letztere nicht wirklich brauchst. Hüte dich aber auch vor den inneren Geistesgiften wie Gier, Wut oder Furcht. Durch Meditation, Entspannung und mehr Gelassenheit werden sich deine Gefühle und Gedanken mit der Zeit immer mehr beruhigen und harmonisieren.

Einige der Punkte, die wir gerade aufgezählt haben, kommen dir wahrscheinlich bekannt vor. Es kommt jedoch noch ein wichtiger Aspekt dazu, um unsere Lebensenergie zu kultivieren: die Konzentrations- und Vorstellungskraft. Wenn du die richtig einsetzt, kannst du außergewöhnlich viel Prana aufnehmen, und dazu sind noch nicht mal besondere Übungen nötig. Allein durch eine bewusste Ausrichtung und durch Achtsamkeit kannst du bei nahezu allem, was du tust, Energie aufnehmen: Wenn du kochst, dann richte deine Achtsamkeit ganz auf das Kochen. Wenn du spazieren gehst oder Rad fährst, dann stell dir vor, wie die Luft, die du atmest, sich in Form von Energie in deinem ganzen Körper verteilt. Wenn du in der Sonne liegst, dann richte deine Aufmerksamkeit auf das Licht und die Wärme der Sonne, die du bewusst mit Haut und Haaren »tanken« kannst. Auf diese Weise wird jede einfache Mahlzeit, jede Runde durch den Park oder jede noch so kleine Pause zu einer Quelle der Lebensenergie für dich werden.

SO VERDOPPELST DU DEINE ENERGIE

Die folgende Übung stammt aus dem Yoga. Sie ermöglicht es dir, zu jeder Zeit Lebenskraft zu sammeln und Kontakt zu den feineren Energien in dir aufzunehmen. Wie schon erwähnt, ist die innere Ausrichtung dabei entscheidend, damit aus einer bloßen »Atemübung« auch wirklich eine Pranayama-Technik werden kann. Je ruhiger und achtsamer du übst und je weniger du dich ablenken lässt, desto besser. Die Übung hat drei Phasen – du atmest ein, hältst den Atem an und atmest aus, wobei du das in einem festen Rhythmus machst. Die drei Phasen stehen im Verhältnis 4:4:8, es wird also 4 Sekunden lang eingeatmet, dann wird die Luft 4 Sekunden angehalten und schließlich 8 Sekunden ausgeatmet. Obwohl du die Übung auch im Liegen oder Stehen durchführen kannst, ist es vor allem anfangs empfehlenswert, dabei aufrecht und entspannt zu sitzen.

- Entspanne deinen Körper. Schließe die Augen und lasse den Atem eine Weile natürlich kommen und gehen, ohne ihn zu verändern.

- Beginne nun mit der Prana-Atmung: Atme 4 Sekunden sanft durch die Nase ein. Halte den Atem danach an und zähle innerlich bis 4. Anschließend atmest du sanft aus und zählst innerlich bis 8. Atme während der ganzen Übung immer durch die Nase und achte darauf, dass die Atemluft möglichst lautlos ein- und ausströmt.

- Wiederhole den gesamten Atemzyklus insgesamt siebenmal.

Sobald dir die Technik vertraut ist, solltest du noch einen Schritt weiter gehen, indem du deine Vorstellungskraft einsetzt:

- Stelle dir bei jedem Einatmen vor, dass du Prana, die Lebensenergie aufnimmst. Visualisiere dabei ein goldenes, helles Licht, das durch die Nase in deinen Körper strömt.

- Immer wenn du den Atem anhältst, stellst du dir vor, dass Prana sich in deinem ganzen Körper verteilt – bis hinein in alle Organe und Zellen.

- Ausamtend stellst du dir vor, wie du alles Belastende und Bedrückende, alle negative Energie und alles Dunkle gemeinsam mit der verbrauchten Luft ausatmest.

Sobald du etwas Übung hast, kannst du diese Technik auch im Alltag immer wieder einmal zwischendurch anwenden. Übertreibe es aber nicht, da die belebenden Wirkungen sonst zu stark werden können. Aus diesem Grund solltest du die Prana-Atmung auch nicht mehr am späten Abend machen. Dagegen ist es ein wunderbarer Start in den Morgen, nicht zuletzt, um das verschlafene, zerknitterte Gesicht zu beleben. Das kannst du dann auch gleich im Spiegel kontrollieren – du wirst sehen, dass du nach der Übung bereits sehr viel frischer und lebendiger aussiehst.

Bleibe geistig lebendig

Deine Energie und Lebendigkeit wirken sich stark auf dein Wohlbefinden, deine Lebensfreude und deinen Erfolg aus. Zudem beeinflussen sie dein Aussehen und deine Wirkung auf andere ganz entscheidend. Lebendigkeit ist eine Form der Energie. Wer sehr lebendig ist, hat viel Energie und umgekehrt. Bei Kindern sieht man besonders deutlich, wie eng diese beiden Aspekte zusammenhängen.

Wenn du deine innere Schönheit entdecken und deine äußere Schönheit entfalten willst, darfst du nicht mit angezogener Handbremse leben.

Eine Schaufensterpuppe mag ganz nett aussehen, aber wirklich schön ist sie nicht – und zwar deshalb nicht, weil sie nun mal nicht lebt. Zum Leben gehört Bewegung. Starre ist nie lebendig. Alles, was lebt, ist in ständiger Bewegung. Sogar dann, wenn du ruhig auf dem Sofa liegst, kreist das Blut durch deinen Körper, dein Atem strömt ein und aus und alle deine Zellen sind aktiv. Auch deine Gedanken und Gefühle sind aktiv. Hier schließt sich der Kreis, denn das Wort »Emotion« leitet sich von Bewegung ab (lateinisch *emovere* = »herausbewegen«). Ein Mensch ohne Emotionen, also ohne Gemütsbewegungen, kann niemals ein schöner Mensch sein – es fehlt einfach etwas ganz Entscheidendes.

Bewegung ist also wichtig. Doch auch wenn es uns wahrscheinlich allen ganz gut täte, uns mehr zu bewegen, ist das hier nicht gemeint. Entscheidend ist vielmehr die Richtung, in die du dich geistig bewegst. Genauer gesagt ist es für deine Lebendigkeit und Beweglichkeit entscheidend, dass du dich immer wieder mal in *neue* Richtungen bewegst. Sobald du den Mut hast, ausgetretene Pfade zu verlassen, wird deine Welt groß, bunt und vielfältig werden. Immer das Gleiche in der immer gleichen Reihenfolge zu tun, mag ganz bequem sein, doch es macht dich unfrei und schränkt dich früher oder später stark ein.

Vom österreichischen Schriftsteller Arthur Schnitzler stammt der Spruch: »Lebe wild und gefährlich.« Das geht in die richtige Richtung. Damit ist nicht gemeint, dass du mit einem Einbaum über den Amazonas paddeln oder einen Kurs in Freiklettern belegen solltest – aber etwas wilder zu leben, indem du alte, eingefahrene Muster durchbrichst und neue Wege beschreitest, hält dich auf jeden Fall lebendig und damit auch jung. Aber wie stellt man das an? Nun, hier gibt es leider kein Patentrezept – das muss jeder für sich selbst herausfinden. Vielleicht können die folgenden vier Vorschläge dich jedoch ein wenig inspirieren.

1. Sei flexibel

Der chinesische Philosoph Laozi sagte: »Schmiegsam und geschmeidig ist der Mensch, nachdem er geboren wurde, starr und steif jedoch, wenn er stirbt. Biegsam und weich sind die Bäume, solange sie wachsen, dürr und hart jedoch, wenn ihr Ende gekommen ist. So gehört das Starre und Steife dem Tode, das Bewegliche und Zarte dem Leben an.«

Durch Yoga und Qigong erlangst du äußere Flexibilität, durch Meditation innere. Beweglich zu sein ist letztlich keine Frage der Gelenkigkeit – viel wichtiger, als im Stehen mit den Fingerspitzen die Zehen berühren zu können, ist es, nachgeben und offen bleiben zu können. Der Weg zu geistiger Flexibilität hat viel mit Loslassen zu tun. Deine Ansichten, Meinungen und deine Gewohnheiten loszulassen, befreit dich von inneren Fesseln. Indem du nachgiebig bleibst und lernst, dich jeder Situation anzupassen, ohne dich selbst dabei aufzugeben, bleibst du lebendig und bewahrst dein Herz vor Starre. Beweglich zu sein, nicht nur äußerlich, sondern auch innerlich, ist eine großartige Sache. Wir sollten das aber keinesfalls mit Schwäche verwechseln. Wenn du wandlungsfähig bist, bist du nicht schwach, sondern stark. Solltest du dennoch denken, dass Beweglichkeit schwach macht, kannst du dich ja mal mit einem Aikido-Meister anlegen …

2. Lebe und genieße mit allen Sinnen

Eine ganz andere Möglichkeit, lebendig zu bleiben, bieten deine Sinne. Je bewusster du die Welt um dich herum wahrnimmst, desto sinnlicher und sinnvoller wird dein Leben. Hierbei meinen wir nicht die Welt, wie sie uns die Medien und Nachrichten täglich präsentieren, denn die nehmen wir eben gerade nicht sinnlich, sondern rein mental wahr. Und was für Gefühle es erzeugt, ständig online zu sein oder vor dem Fernseher zu sitzen, weißt du ja sicher selbst.

Nein, wir meinen etwas ganz anderes. Ob du schöne Musik hörst, ein Gemälde oder Blumen betrachtest, den warmen Sand unter dir spürst, dich auf den Geschmack einer Orange konzentrierst, einen geliebten Menschen oder die Natur mit allen Sinnen wahrnimmst – jede Sinneserfahrung ist eine Einladung für dich, achtsamer zu werden und dein Leben mehr zu genießen. Das Geheimnis sinnlicher Menschen besteht darin, dass sie ganz gegenwärtig sind. Hören, Spüren, Riechen, Schmecken oder Sehen können wir nämlich nicht in der Vergangenheit oder Zukunft, sondern immer nur im gegenwärtigen Augenblick. Sinnlichkeit ist die Fähigkeit, sein Leben bedingungslos anzunehmen. Sie ist die Voraussetzung dafür, sich selbst zu lieben, seine Lust zu wecken und Nähe zu anderen Menschen zu schaffen.

Sinnlichkeit ist übrigens eine sehr weibliche Qualität. Wenn du nicht einer der wenigen Männer bist, die sich hierher verirrt haben, dürfte es dir also nicht schwerfallen, deine Sinne (neu) zu wecken.

Sinnliche Frauen sind immer auch schöne Frauen, die das Leben lieben und die Liebe leben.

Halte einfach jeden Tag nach Dingen Ausschau, die dein Leben schöner und angenehmer machen. Umgib dich mit aromatischen Düften und wohltuenden Farben. Probiere mal fremdländische Gewürze aus, lass dir ein Rosenblüten-Bad ein und vor allem – spüre deinen Körper und genieße den Augenblick. Auf diese Weise kannst du dich von Stress befreien und zugleich wird die Anziehungskraft stärker, die du auf deinen Partner oder andere Menschen ausübst.

3. Folge deinem Herzen

Manchmal ist es gut, sich Dinge genau zu überlegen – aber oft ist es noch viel besser, einfach spontan zu handeln. Wenn du deiner Lebendigkeit und deiner Lebensenergie Flügel verleihen willst, versuch einmal, deine Vernunft beiseitezuschieben. Ein bisschen verrückt zu sein, tut nicht nur dir selbst gut, sondern macht dich auch für andere Menschen interessanter. Warum leben wir oft so angepasst? Warum treffen wir Leute, die uns zu Tode langweilen, oder verbringen unsere Zeit mit anstrengenden, nervenaufreibenden Tätigkeiten? Warum hören wir so selten auf unseren Bauch und so oft auf das, was andere sagen? Tja – das wissen wir nun leider auch nicht so genau. Aber eines wissen wir: Wenn du den Mut hast, deinem Herzen zu folgen, werden sich einige interessante Veränderungen ergeben. Und es gehört tatsächlich Mut dazu, deine tieferen Bedürfnisse zu erkunden, denn das sind eben nicht jene, die du durch eine feste Routine, eine gute Rente oder Onlineshopping stillen kannst. Doch was genau es ist, können wir dir nicht verraten, denn nur du allein weißt, was dein Herz dir zuflüstert …

4. Komm raus aus alten Schuhen

Roboter sind praktisch und effizient – schön sind sie allerdings nicht. Für Menschen, die sich wie Roboter verhalten, gilt das Gleiche. Natürlich wird sich ein

Mensch nie wirklich wie ein Roboter verhalten, aber Tatsache ist dennoch, dass viele von uns sich in ihrem Leben von »vorprogrammierten« Gewohnheiten bestimmen lassen. Leider kostet diese Macht der Gewohnheit uns unsere innere Freiheit. Der graue Alltag scheint auch auf die Gesichtshaut abzufärben. Vielleicht kennst du die »grauen Herren« aus dem Roman *Momo*. Sie tragen graue Anzüge, graue Hüte, graue Aktentaschen und ihre Gesichter sehen aus wie Asche. Und obwohl diese Gestalten ganz schön langweilig sind, rauben sie den Menschen ihre Zeit, denn darin besteht ihr einziger Daseinsgrund. Mit unserer Alltagsroutine ist es ähnlich. Eingefahrene Denk- und Verhaltensmuster sind monoton, unauffällig und alles andere als kreativ. Trotzdem fressen sie unsere Lebenszeit auf und hindern uns daran, uns wirklich lebendig zu fühlen.

Falls du das Gefühl hast, dass dein Leben allzu gleichförmig und uninteressant ist, wird es höchste Zeit, den Grauschleier wegzuziehen und die strahlenden Farben des wirklichen Lebens zum Vorschein zu bringen. Frischer Wind bringt neue Energie und neue Ideen, und das ist wichtig, denn nicht nur der Körper kann einrosten, wenn man ihn zu wenig bewegt, sondern auch der Geist. Und Erstarrung wirkt wie gesagt nicht gerade attraktiv. Alte Muster zu durchbrechen, kann zudem sehr aufregend und befriedigend sein. Zum einen macht es einfach Spaß zu entdecken, dass wir viel mehr Seiten haben, als wir glauben, und dass wir auch »ganz anders können«. Zum anderen erwachen unsere Lebensfreude und unsere Offenheit, wenn wir Dinge einmal anders oder überhaupt andere Dinge tun. Für automatisches Handeln brauchen wir praktisch keine Achtsamkeit und können unser Gehirn auf »Autopilot« schalten. Wenn du aber Neues ausprobierst und aus deinen alten Schuhen steigst, wirst du ganz von selbst wacher und achtsamer, was wiederum deine Laune hebt und dich frischer und vitaler macht.

Wir möchten dir einige Anregungen geben, um alte Muster zu durchbrechen und deinen Handlungsspielraum zu erweitern. Das alles sind aber nur Vorschläge. Zögere also nicht, dir ein paar eigene Routinekiller auszudenken:

- Ändere einmal die Reihenfolge deiner Morgenroutine: Wenn du zum Beispiel normalerweise erst ins Bad gehst und dann frühstückst, dann mache es umgekehrt.
- Ändere die Reihenfolge beim An- und Ausziehen: Wir alle haben feste Gewohnheiten, in welcher Reihenfolge wir uns umziehen. Manche beginnen bei den Socken, andere beim Hemd. Wie auch immer dein Muster aussieht – ändere es einfach.
- Stelle deine Möbel um. Und wenn du Zeit und Mut hast: Wie wär's mit einem buchstäblichen Tapetenwechsel? Eine andere Tischdecke wäre aber auch schon ein Anfang.
- Stehe morgens einmal mit dem anderen Bein auf.
- Steige für eine Zeit lang von Kaffee auf Tee um (oder umgekehrt).
- Kleider machen Leute – neue Kleider machen neue Leute. Check mal, ob deine Garderobe neue Farben gebrauchen könnte.
- Ändere den Weg zur Arbeit. Fahre eine andere Strecke. Oder ändere dein bevorzugtes Verkehrsmittel, indem du beispielsweise aufs Rad statt in den Bus steigst.
- Lies ein Buch zu einem Thema, zu dem du bisher noch nie etwas gelesen hast.
- Wie wär's mit einem Ortswechsel? Keine Sorge – du musst jetzt nicht gleich den Umzugswagen bestellen, aber wir alle haben unsere »festen Plätze«. Wir sitzen im Wohnzimmer auf dem immer gleichen Sofa, im Café an unserem Lieblingstisch, liegen am See immer in der gleichen Ecke, suchen uns meist die gleiche Parkbank und so weiter. Durchbrich

das doch mal, indem du dich an Plätzen niederlässt, die du auf Anhieb eigentlich nicht wählen würdest.

- Kauf dir ein Kochbuch mit exotischen Rezepten, die du bisher nie ausprobiert hast – statt italienisch kannst du zum Beispiel mal persisch kochen und deinem Leben ganz neue (Ge-)Würze geben.
- Lass dich inspirieren. Ob durch Vorträge, Bücher, Kunst und Reisen oder auch mal durch ein Meditationswochenende – schmore nicht im eigenen Saft, sondern »spring über deinen Horizont«.
- Fahre nächstes Mal im Urlaub an einen Ort, an dem du noch nie warst.
- Lerne eine neue Sprache.
- Nimm Klavier, Saxophon- oder Gesangsunterricht.
- Überlege, wo du neue Menschen treffen kannst, die nichts mit deinem bisherigen Bekanntenkreis zu tun haben. In der Volkshochschule? Im Verein? Auf einer Gruppenreise oder im Internet?

Es gibt unendlich viele Möglichkeiten, eingetretene Pfade zu verlassen, aber da wir weder unendlich viele Seiten zur Verfügung haben, noch dich langweilen wollen, laden wir dich ein, deine eigenen Entdeckungen zu machen. Manchmal ist es hilfreich, dir einen festen Zeitraum zu setzen und beispielsweise eine Woche oder einen Tag lang Routinen zu durchbrechen. Manchmal ist es besser, einfach spontan irgendwas Verrücktes zu tun. Und wie so oft gilt: Das kannst nur du allein entscheiden – und auch nur du allein kannst den ersten Schritt zu mehr Lebendigkeit und Lebensfreude machen.

Lebe mitfühlend und gütig

Zu den vielleicht größten und wichtigsten Schönheitsgeheimnissen gehört etwas, was du wohl erst einmal überhaupt nicht mit Schönheit in Verbindung bringst: Die verwandelnde Kraft des Mitgefühls und der Güte. Wir sind überzeugt davon, dass Güte und Mitgefühl auf jeden Fall zur Schönheit beitragen, da sie dein ganzes Wesen zum Strahlen bringen. Natürlich zeigen sie dir zunächst einmal den Weg zu innerer Schönheit. Aber wenn du dich noch daran erinnerst, was wir im zweiten Kapitel über die innere Schönheit gesagt haben, wird es dir nicht schwer fallen zu ahnen, dass diese sympathischen ... ja was eigentlich: Eigenschaften? Fähigkeiten? Verhaltensweisen? Oder gar Tugenden? ... nach außen wirken und deine natürliche Schönheit zum Vorschein bringen.

Bestimmt hast du schon einmal ein Bild von Buddha gesehen; es ist ja ziemlich in Mode, Statuen vom sitzenden oder stehenden Buddha aufzustellen – viele Menschen haben so eine Figur auch zu Hause und selbst in Kaufhäusern und Drogerien findet man sie zuhauf. Wenn du dir so einen Buddha ansiehst, bekommst du vielleicht ein entspanntes, friedliches Gefühl. Denn wie Buddha auch dargestellt wird, ob es eher ein dicker chinesischer oder ein asketischer Buddha aus Thailand ist – fast immer strahlt selbst eine in Massenproduktion hergestellte Figur das aus, was Buddha verkörpert: Frieden, Mitgefühl und Güte. Um das zu spüren, muss man kein Buddhist sein.

Es geht ja auch gar nicht um Buddha an sich, sondern um das, was er repräsentiert und ausstrahlt. Und das ist eben innere Schönheit. Wenn man es so betrachtet, ist es übrigens kein Wunder, dass es bei uns so in Mode gekommen ist, Buddhafiguren aufzustellen. Wer sehnt sich schließlich nicht nach dem inneren Frieden und der Ruhe, die der in Meditation versunkene oder lächelnde Buddha vermittelt? Innerer Frieden und tiefe Ruhe sind schon mal ein guter Anfang. Beide bilden sie ein gesundes Gegengewicht zu den unangenehmen Seiten unseres modernen Lebens. Hektik, Unruhe oder Konkurrenzdruck wirst du bei einer Buddhafigur nicht sehen.

Wie sympathisch das rüberkommt, kannst du an den verschiedenen Buddhafiguren gut erkennen. Gerade die chinesischen Buddhas, die dicken, lachenden, entsprechen nun nicht gerade unserem Schönheitsideal. Und trotzdem wirken sie weder hässlich noch abstoßend. Im Gegenteil, man würde gern mitlachen, fühlt sich in ihrer Gesellschaft wohl und zu ihnen hingezogen. Das macht die innere Schönheit, die durch Mitgefühl und Güte entsteht – und selbst bei einer bloßen Dekorationsfigur nach außen strahlt. Wie anziehend sind da wohl erst tatsächliche Güte und wirkliches Mitgefühl?

An dieser Stelle sollten wir aber vielleicht doch einmal sagen, was wir unter Güte und was wir unter Mitgefühl verstehen. Erst einmal ganz wichtig: Mitgefühl ist nicht dasselbe wie Mitleid. Wenn du beispielsweise einen Rollstuhlfahrer bemitleidest, stellst du dir vor, wie *du* dich fühlen würdest, wenn *du* plötzlich gelähmt wärst. *Dir* ginge es dann schlecht – diese Vorstellung tut *dir* weh. Es geht also eigentlich nur um *dich*. Nun sieht der Rollifahrer das aber möglicherweise ganz anders. Für ihn ist es ganz normal, mit seinem Rollstuhl zum Einkaufen zu fahren, und er sagt vielleicht auch, dass er zum Einkaufen *geht*. Er kommt womöglich sehr gut damit zurecht. Manchmal würde er bestimmt auch gern wie andere sein und laufen können – so wie du dir vielleicht wünschst, wie eine Primaballerina tanzen oder wie ein Picasso malen zu können. Würdest du gern *bemitleidet* werden, weil du es nicht kannst? Für einen körperlich behinderten Menschen ist es oft gerade dieses Mitleid, das ihn ärgert und ihn wütend werden lässt und das ihm gar nicht guttut. Er selbst sieht sich ja auch nicht in erster Linie als behinderte Person, sondern als die Person, die er ist. So wie du auch.

Mitgefühl ist hingegen eine Fähigkeit, die wirklich hilft – dir und anderen. Um das Beispiel vom Rollstuhlfahrer aufzugreifen: Du siehst ihn und fühlst mit *ihm*. Was ist *ihm* wichtig? Vielleicht nur, als ganz normaler Mensch behandelt zu werden. Vielleicht eine Tür aufzuhalten, bei der es für ihn etwas schwierig wird, weil die Menschen, die sie konstruiert haben, nicht mitgedacht oder mitgefühlt haben. Beim Mitleid bleibst du bei deinem Ich, aber beim Mitgefühl nimmst du vom Ich Abstand und gehst darüber hinaus. Buddha hat sehr genau erklärt, warum das so unglaublich wertvoll ist. Mitgefühl tut immer gut, auch Menschen gegenüber, die allem Anschein nach nicht leiden: Mitgefühl mit deinem Nachbarn, mit deinen Freunden, mit deiner Familie – sogar mit dir selbst. Kannst du dich noch an das Kapitel »Du bist wundervoll, so wie du bist – sei gut zu dir!« erinnern? Immer dann, wenn du mit dir selbst mitfühlst, nimmst du dich wirklich ernst und fühlst dich dir selbst viel näher. Mitgefühl befreit dich von alten Leiden und schützt dich vor neuen. Je mehr du dich vom Leiden befreist, desto strahlender wird dein Inneres. Und je strahlender dein Inneres wird, desto schöner bist du – allein schon dadurch, dass du umso weniger Sorgen- und Stressfalten hast, je befreiter du dich fühlst.

Die Güte, von der wir sprechen, ist eigentlich ganz nah mit dem Mitgefühl verwandt. Bist du mitfühlend, wirst du anderen Menschen immer mit Wohlwollen gegenübertreten können – auch wenn sie sich gerade ganz unangenehm verhalten. Durch die Haltung der mitfühlenden Güte kannst du deinen Blickwinkel ändern: Niemand ist absichtlich dumm, böse oder eine abscheuliche Nervensäge. Selbst der schlimmste Übeltäter handelt aus einer Absicht heraus, die er selbst für gut hält. Jeder hat einen Grund zum Handeln, auch wenn der für dich vollkommen unverständlich sein mag. Wenn du den anderen versuchst zu verstehen, wirst du nicht ihn, sondern nur sein Verhalten verurteilen. Statt ihn zu verurteilen, kannst du eher Mitgefühl mit ihm haben, was einen riesigen Unterschied in der Perspektive ausmacht. Sobald du nicht mehr (ver) urteilst, entspannen sich dein Gesicht, dein Körper und deine Seele. Und wenn du Güte und Mitgefühl wirklich zu leben beginnst, dann wird deine Schönheit strahlen, ganz egal, welchen Menschen du begegnest.

Übungen und Wege zu innerer und äußerer Harmonie

Im Folgenden geht's ganz konkret daran, deine Schönheit noch mehr strahlen zu lassen. Ab jetzt geht es nämlich nicht mehr nur ums Wissen, sondern ums Tun! Du wirst lernen, wie du dich entspannst, wie du meditierst, wie du durch Hormon-Yoga deinen Körper runderneuerst und Wechseljahrbeschwerden in den Griff bekommst, wie du durch achtsames Essen dein Idealgewicht erreichst, wie du deine Gesundheit und die Anmut deiner Bewegungen durch das Geheimnis der acht Brokatübungen verbesserst, wie du eine Reise durch deinen Körper antrittst, wie du mit deinem Gesicht Yoga üben und Falten loswerden kannst, wie du mit Akupressur auf Fingerdruck schöner wirst und wie du mit der Macht deiner Vorstellung noch viel mehr erreichen kannst, als du dir im Moment vorstellen kannst.

Keine Panik! Du musst das weder alles und schon gar nicht alles sofort oder gleichzeitig machen. Betrachte diesen Abschnitt als einen riesigen Kleiderschrank, mit allem, was dazugehört: Du kannst zwar nicht alles auf einmal anziehen, aber dir genau das raussuchen, was für dich im jeweiligen Moment am besten passt. Und das richtige paar Schuhe und die passende Handtasche findet sich dort sicher auch. Viel Spaß also beim Stöbern!

Entspannen und loslassen

»Mensch, jetzt entspann dich doch mal ein bisschen!« Wir wissen zwar nicht, wie's dir so geht, aber bei uns führen solche Sätze eher dazu, dass wir uns erst recht aufregen. »Hey Mädel, chill mal« – das ist viel leichter gesagt als getan. Dass Entspannung wichtig für uns ist, wissen wir freilich ohnehin alle nur zu gut. Wahrscheinlich tragen wir alle eine Sehnsucht nach Entspannung in uns. Auch Mediziner bestätigen ja, dass Entspannung ein wahres Heilmittel ist: Durch Entspannung lässt sich der Blutdruck senken, der Schlaf verbessern, Schmerzen können gelindert und Ängsten oder Depressionen entgegenwirkt werden. Entspannung ist aber zudem ein wirkungsvolles Schönheitsmittel. Entspannte Menschen sind schöne Menschen. Im Gegensatz dazu, sind Menschen die gehetzt und verspannt sind, nicht gerade schön anzusehen. Du musst nur mal in die nächste Fußgängerzone gehen und dir all die Leute ansehen, die mit verkniffenem Gesicht herumlaufen, spätestens dann weißt du, was wir meinen. Ob jemand gestresst und verbissen oder aber heiter und gelassen ist, lässt sich nämlich am Gesicht gut erkennen. So strahlen schlafende Kinder, dösende Katzen oder die allgegenwärtigen Buddhastatuen eine friedvolle Ruhe aus, während grölende Politiker oder tobende Manager eher so aussehen, als wäre der Herzinfarkt bedrohlich nah. Nervöse, gereizte, aber auch ängstliche Menschen wirken nicht gerade anziehend auf uns – und zwar einfach deshalb, weil sie eben nicht entspannt sind. Unser Gehirn ist so eingerichtet, dass Verhalten »ansteckend« ist. So genannte »Spiegelneuronen« geben Impulse, die uns anregen, unser Gegenüber nachzumachen. Und wenn wir Umgang mit gestressten, gereizten, ängstlichen Menschen haben, sollten wir darauf achten, was wir spiegeln. Wer angespannt ist, zieht meist die Schultern hoch, beißt die Zähne aufeinander, runzelt die Stirn und zieht die Augenbrauen zusammen. Bei den Falten, die durch Wut, Sorgen oder Stress entstehen, haben Anti-Aging-Cremes schweres Spiel. Wir sind unseren Spiegelneuronen aber nicht hilflos ausgeliefert. Wir können lernen, das Negative nicht zu spiegeln, sondern stattdessen selbst zum Spiegel zu werden, der unser Gegenüber verändert.

Wenn wir gestressten oder unangenehmen Menschen begegnen, können wir selbst gestresst und unangenehm werden. Doch so weit muss es nicht kommen, denn es gibt ein einfaches Gegenmittel: Entspanne dich! Sei verrückt! Vielleicht fragst du dich, warum wir dir empfehlen, »verrückt zu werden«. Unsere Antwort: Weil es inzwischen vollkommen normal zu sein scheint, abgehetzt und gestresst zu sein. »Und wie geht's so?« – »Ach na ja – ich bin wieder mal total gestresst.« Wie oft kann man diese Art von Unterhaltung auf der Straße hören? Auf jeden Fall viel zu oft. Möglicherweise hast auch du zuweilen das Gefühl, dass dein Leben sich längst in eine endlose To-do-Liste verwandelt hat. Wenn du aber ständig im Erledigungsmodus feststeckst, verspannt sich auch dein Körper. Verrückt zu sein bedeutet hier nicht, dass du Stimmen aus dem Jenseits hörst oder rosarote Elefanten in deinem Wohnzimmer tanzen siehst. Verrückt zu sein heißt nur, dass du den Mut hast, anders als die Norm zu sein. Und wenn es »normal« ist, angespannt zu sein, dann musst du eben ein bisschen »verrückt« werden und darauf bestehen, dir regelmäßig Entspannungsphasen zu gönnen oder, noch besser, zu lernen, wie man stressfrei lebt, auch wenn's rund geht.

Wenn man sich ein wenig umhört, erfährt man, wie groß und allgegenwärtig die Sehnsucht nach Entspannung eigentlich ist. Wir alle wünschen uns doch insgeheim mehr Ruhe und Abstand zu den Problemen des Alltags. Wir sehnen uns danach loszulassen. Niemand möchte gern mit einem Rucksack voller Ballast durchs Leben gehen, denn wer ständig überlastet ist, kann sich niemals frei und unbeschwert fühlen. Das Bedürfnis, sich zu entspannen und einen Gang zurückzuschalten, wird umso stärker, je größer der Druck ist, dem wir in unserem täglichen Leben ausgesetzt sind. Nach einem stressigen Tag wollen wir uns erholen. Ganz genau so, wie wir uns nach einer anstrengenden Wanderung nach einer Alm oder Bank sehnen, wo wir uns ausruhen können, sehnen wir uns auch danach, zwischendurch immer wieder einmal auftanken zu dürfen. Und das ist auch sehr gut und gesund, denn wir sind keine Duracell-Häschen. Unsere Energien sind nicht grenzenlos. (Die des batteriebetriebenen Stoffhasen sind es übrigens auch nicht.) Wer ständig unter Spannung steht, altert schnell, riskiert, krank zu werden, und unglücklich noch dazu, denn Verspannungen sind wahre Energieräuber.

Da wir das im Grunde alle wissen oder zumindest spüren, suchen wir unbewusst nach Möglichkeiten, unsere Sorgen und Probleme loszulassen. Zigaretten, Alkohol, Fernsehen oder Kalorienbomben versprechen schnelle »Entspannung«. Doch diese Form der Entspannung hat einen hohen Preis, und das Risiko sollte keiner von uns in Kauf nehmen. Das Problem besteht darin, dass wir nie gelernt haben, uns richtig zu entspannen. Ob wir uns in unserem Körper wohlfühlen oder nicht, überlassen viele von uns dem Schicksal. Und das ist nicht schlau, denn das Schicksal macht, was es will, und nur selten das, was wir brauchen.

Wer gelassen ist, kann nicht gleichzeitig nervös, ängstlich, verärgert oder frustriert sein. Entweder, oder. Theoretisch ist die Sache also ganz einfach. Lass los!

> LASS DÜSTERE ERINNERUNGEN, NEGATIVE GEFÜHLE, SCHLECHTE GEWOHNHEITEN ODER INNERE UND ÄUSSERE FESSELN LOS. LASS ALLES SCHWERE LOS. SOBALD DU DICH VON ÜBERFLÜSSIGEN LASTEN BEFREIST, WIRD DEIN LEBEN LEICHTER, ANGENEHMER UND UNBESCHWERTER SEIN, UND DAS WIRST DU AUCH AUSSTRAHLEN.

An sich ist Loslassen ja viel einfacher als Festhalten. Das gilt tatsächlich nicht nur im körperlichen Bereich, sondern auch, wenn es darum geht, belastende Gedanken und Gefühle loszulassen. Du brauchst viel mehr Energie, wenn du dich an etwas festklammerst, als wenn du den Dingen ihren Lauf lässt. Ebenso benötigst du relativ viel Energie, um deine Muskeln anzuspannen – um Anspannungen loszulassen, brauchst du hingegen gar keine. Aber auch wenn du keine Energie dazu brauchst – eine Technik oder Methode brauchst du schon.

Genau wie Achtsamkeit, Mitgefühl oder Geduld lässt sich auch Entspannung lernen und entwickeln. Und das ist gar nicht so schwer, denn immerhin ist Entspannung ja ein vollkommen natürlicher Zustand. Sobald wir nur einmal genügend Zeit haben, entspannen sich Körper und Seele vollkommen ohne unser Zutun. Zwei Wochen am Strand oder eine Radtour durch die Toskana, und deine Anspannungen lösen sich ganz von selbst. Und dass du im Urlaub besser aussiehst, hat nicht nur etwas mit der Sonne zu tun – du fühlst dich gelöster und entspannter, und das sieht man eben auch. Was aber, wenn dir bei all deinen Verpflichtungen die Zeit fehlt, in der Sonne zu liegen oder dich aufs Rad zu schwingen? Wie kannst du es trotzdem schaffen, dich gründlich und nachhaltig oder vielleicht auch mal schnell zwischendurch zu entspannen? Ist es überhaupt möglich, »auf Knopfdruck« zu entspannen und Probleme loszulassen? Wie du dir schon denken wirst, lautet die Antwort: Ja. Und du brauchst dazu nicht mal einen Knopf, auf den du drücken musst. Es gibt einfache Übungen, durch die du lernen kannst, dich wieder zu entspannen – und zwar auch dann, wenn dein Alltag anstrengend und deine Zeit sehr begrenzt ist.

Um keine falschen Hoffnungen zu wecken: Nur weil du mal eine Entspannungsübung machst, wirst du nicht gleich gelassener werden. Doch je öfter du übst, desto effektiver wird das Ganze. »Üben hilft« – das gilt nicht nur für Musiker, Tänzer oder Zirkusartisten, sondern in allen Bereichen, in denen es darum geht, Fähigkeiten zu kultivieren. Und auch Loslassen ist eine Fähigkeit, die du entwickeln kannst. Indem du regelmäßig übst, Belastungen bewusst fallenzulassen, wird es dir zur Gewohnheit, entspannt zu sein. Wenn's dann mal drauf ankommt, kannst du Anspannungen auch in wenigen Sekunden lösen.

SO KLAPPT ES MIT DER ENTSPANNUNG

Entspannungsübungen funktionieren am besten, wenn wir uns eine einfache Tatsache bewusst machen: Körper und Geist sind nicht voneinander getrennt, sondern bilden ein Ganzes. Wenn es dir gelingt, seelische Schwierigkeiten loszulassen, wird das automatisch dazu führen, dass sich auch dein Körper entspannt. Umgekehrt gilt das genauso: Sobald du deinen Körper entspannst, werden sich schnell auch innere Ruhe und Gelassenheit einstellen. Muskelverspannungen wirken sich also negativ auf unsere Seele aus und seelische Spannungen belasten unseren Körper. Tatsächlich sind die meisten Anspannungen in unserem Körper an sich nur der Ausdruck für ein inneres, mentales oder emotionales Festhalten. Der Schlüssel zu tiefer Entspannung liegt darin, seinen Körper, und das heißt in erster Linie seine Muskeln zu entspannen. Es hat sich nämlich gezeigt, dass es wesentlich einfacher ist, den Körper »loszulassen«, als direkt mit belastenden Denk- oder Fühlgewohnheiten zu arbeiten. Der Körper lässt sich relativ leicht entspannen. Muskelverspannungen lassen sich einfacher lokalisieren als psychische Blockaden, aber durch das Entspannen der Muskeln entspannst du indirekt immer auch deinen Geist.

Das Ziel der meisten Entspannungsmethoden besteht darin, innerlich zur Ruhe zu kommen, gelassener zu werden und sich rundum wohler zu fühlen. Zu den bekanntesten Loslass-Strategien gehört die progressive Muskelrelaxation nach Jacobson, kurz PMR, die vor rund 100 Jahren vom US-Arzt Edmund Jacobson entwickelt wurde. Bei diesem Entspannungsverfahren spannst du deine Muskeln zunächst kurz fest an, was dazu führst, dass du sie anschließend umso tiefer entspannen kannst. Das klingt ziemlich simpel, stimmt's? Und das ist es auch. Es gibt verschiedene Varianten der Übung. Im Folgenden werden wir dir eine einfache Kurzform von PMR zeigen. Es ist letztlich nicht so wichtig, welche Körperteile du in welcher Reihenfolge und wie oft entspannst – es geht vielmehr um das Prinzip. Durch die Technik lernst du, den Unterschied zwischen angespannten und entspannten Muskeln bei dir viel genauer wahrzunehmen. Und im Alltag fällt es dir dann leichter, Spannungen aufzuspüren und loszulassen – am besten sogar, indem du sie zunächst einmal willentlich ein wenig verstärkst, um anschließend die intensive Entspannung zu genießen.

ÜBUNG 1: MUSKELENTSPANNUNG IM LIEGEN

Die folgende Übung dauert nur 5 bis 10 Minuten. Nimm dir für diesen Zeitraum bewusst Zeit für dich selbst. Wähle einen ruhigen Ort, sperre wenn möglich die Zimmertür ab und schalte dein Smartphone aus. Kälte ist ein natürlicher Feind der Entspannung, darum solltest du dafür sorgen, dass es im Raum warm genug ist. Du kannst dich zudem mit einer kuschligen Decke zudecken. Als Unterlage bietet sich eine Matte, eine zusammengelegte Decke oder ein dicker Teppich an. Vielleicht fällt es dir am Anfang noch schwer, dich fallenzulassen. Unser Tipp daher: Überlege nicht zu viel. Das Drumherum ist nicht so wichtig: Die Reihenfolge, wie lange du die Muskeln anspannst, wie du loslässt – das ist alles nebensächlich. Führe die Übung in deinem ganz eigenen Tempo durch. Es gilt ja gerade loszulassen.

- Lege dich zunächst flach auf den Rücken und schließe die Augen. Du kannst ein kleines Kissen in den Nacken oder unter die Knie legen, falls das angenehmer für dich ist oder du Rückenprobleme hast.

- Nach einigen entspannten Atemzügen beginnst du mit der Übung. Lenke deine Aufmerksamkeit dazu erst einmal auf deine beiden Arme. Hebe beide Arme gleichzeitig ein kleines Stückchen vom Boden ab – 1 oder 2 Zentimeter genügen – und balle die Hände dabei zu festen Fäusten. Halte die Spannung 7 Sekunden lang. Achte darauf, dabei nicht die Luft anzuhalten. Lasse deinen Atem während der ganzen Übung immer fließen und atme auch in den Anspannungsphasen weiter. Lasse dann die Arme weich fallen und entspanne Arme und Hände. Lenke deine Aufmerksamkeit in diese Körperteile und genieße die Entspannung mindestens 30 Sekunden lang.

- Wiederhole das Ganze noch einmal. Arme heben – Fäuste ballen – Spannung halten und … fallen lassen, loslassen.

- Konzentriere dich jetzt auf dein Gesicht und deinen Nacken. Mache ein »Zitronen-Gesicht« – kneife dazu die Augen und Lippen fest zusammen und ziehe alle Gesichtsmuskeln in Richtung Nase. Beiße auch die Zähne aufeinander. Gleichzeitig hebst du den Kopf ein kleines Stückchen vom Boden ab und spannst die Nackenmuskeln bewusst an. Halte die Spannung 7 Sekunden lang – dann lasse alle Muskeln im Gesicht und im Nacken wieder los. Lege den Kopf sanft ab und lasse dir mindestens 30 Sekunden Zeit, den Zustand der Entspannung zu genießen.

- Wiederhole das Ganze noch einmal.

- Lenke deine Aufmerksamkeit jetzt auf Schultern, Rücken und Bauch. Spanne diese Muskeln an, indem du die Schultern kräftig nach unten in den Boden drückst und gleichzeitig den Bauchnabel nach innen und zur Brust hin ziehst. Halte die Spannung 7 Sekunden lang an. Entspanne Schultern, Rücken und Bauch dann wieder und spüre der Entspannung nach. Lenke deine Achtsamkeit auf diese Bereiche und lasse alle Anspannungen los, die dir jetzt noch bewusst werden. Mach 30 Sekunden lang Pause, und wiederhole diese Phase dann noch einmal.

- Nun kommen die Beine dran. Lenke dein Bewusstsein in die Beine und spanne alle Muskeln in Ober- und Unterschenkeln an, indem du mit den Fersen gegen den Boden drückst und die Zehen anziehst. Halte die Anspannung 7 Sekunden lang. Anschließend lässt du wieder alle Anspannungen in den Beinen los. Entspanne deine Beine, so gut du kannst, und nimm dir mindestens 30 Sekunden Zeit, um nachzuspüren und zu genießen. Wiederhole auch diesen Schritt.

- Zum Abschluss der Übung spannst du nun alle Muskeln gleichzeitig an: Balle die Fäuste, spanne den Bizeps an, hebe die Arme etwas vom Boden ab, mache ein Gesicht, als hättest du in eine Zitrone gebissen und hebe den Kopf ein Stückchen vom Boden ab. Drücke zugleich deine Schultern gegen den Boden und spanne Bauch und Beine an. Spanne alle Muskeln deines Körpers 7 Sekunden lang fest an – atme dabei jedoch unbedingt weiter. Lasse dann alle Spannungen im Körper wieder los und spüre dem Gefühl des Entspannens nach. Bleibe etwa 30 Sekunden lang völlig entspannt liegen, bevor du das Ganze noch einmal wiederholst.

- Lasse dir am Ende der Übung noch 1 oder 2 Minuten Zeit, in denen du entspannt liegen bleibst. Spüre die Schwere deines Körpers. Falls du noch Anspannungen bemerkst, kannst du sie mit jedem Ausatmen an den Boden abgeben. Lasse deinen Körper mit jedem Atemzug immer noch mehr los – lasse auch deine Gedanken los. Beende die Übung in deinem eigenen Tempo, erhebe dich vom Boden und spüre die einzelnen Muskelgruppen ruhig noch einmal nach.

ÜBUNG 2: DIE BLITZENTSPANNUNG

Manchmal – wahrscheinlich sogar ziemlich oft – wirst du einfach nicht genug Zeit für eine gründliche Muskelentspannung haben. Vor allem im Alltag, ob im Job, zu Hause oder auf Reisen, ist es daher wichtig, eine Methode zu kennen, durch die du dich zwischendurch schnell entspannen kannst. Die folgende Übung ist hier genau das Richtige. Auch wenn die Anleitung einfach klingt, ist die Technik sehr wirkungsvoll. Und je öfter du sie einsetzt, desto klarer wird dir das auch werden. Denn das Prinzip ist das gleiche wie bei der progressiven Muskelentspannung nach Jacobson: Durch die Abwechslung zwischen Anspannung und Entspannung lernst du, dich selbst besser zu spüren. Mit der Zeit wirst du dann sogar feinste Anspannungen in deinem Körper aufspüren und schnell merken, wann du wieder in alte »Verbissenheitsmuster« zurückfällst.

Sobald du ein bisschen Erfahrung mit der Blitzentspannung hast, ist es sehr leicht, die Technik etwas abzuwandeln und für deine Zwecke einzusetzen. Beispielsweise kannst du zwischendurch nur die Fäuste kräftig anspannen, die Spannung etwas halten und die Hände dann wieder entspannen. Das ist sogar dann möglich, wenn du in einem Meeting bist, in der Warteschlange stehst oder im Zug sitzt. Für die folgende Blitzentspannung brauchst du nicht einmal eine Minute Zeit.

- Ob du sitzt, stehst oder liegst, ist egal. Atme erst einmal tief aus und dann ganz tief und langsam ein. Atme wirklich so lange ein, bis kein bisschen Luft mehr in deine Lunge passt.

- Halte nun die Luft an, während du kurz die Fäuste ballst, die Schultern nach oben ziehst, die Zähne zusammenbeißt und die Bauch- und Beckenmuskeln kräftig anspannst. Halte die Spannung und zähle innerlich langsam bis 4.

- Atme jetzt schnell und tief pustend durch den Mund aus, während du zugleich blitzschnell die Hände, Schultern, das Gesicht sowie Bauch- und Beckenbodenmuskeln entspannst. Atme alle Anspannungen im Körper aus. Lasse die Muskeln ganz weich und schlapp werden.

Wenn du die Möglichkeit hast, wiederhole die Übung noch einmal. Die Technik ist sehr einfach – doch sie wird im Laufe der Zeit noch einfacher. Mit zunehmender Übung benötigst du immer weniger die tatsächliche Anspannung: Allein der Gedanke daran, die Blitzentspannung durchzuführen, wird die Entspannungsprozesse automatisch anregen. Du machst die Übung dann rein mental – von außen sieht man dir dann nur an, dass du plötzlich noch etwas relaxter bist und an Ausstrahlung gewinnst. Das Beste an dieser Übung ist, wie gesagt, dass sie sich überall im Alltag einbauen lässt. Versuche, sie mindestens dreimal täglich zu machen, beispielsweise während du auf die Bahn zur Arbeit wartest oder im Auto ins Büro fährst, wenn du nach dem Mittagessen an den Schreibtisch zurückkehrst und wenn du wieder nach Hause fährst.

ÜBUNG 3: DIE AUGEN ENTSPANNEN

Die meisten Informationen, die wir täglich verarbeiten müssen, nehmen wir über unsere Augen auf. Visuelle Reize überfluten uns geradezu. Wir lesen, sehen fern, surfen oder arbeiten am Computer, und auch im Alltag ist das Sehen der am meisten geforderte Sinn. Falls du am Bildschirm arbeitest, kennst du wahrscheinlich das Gefühl müder und überforderter Augen. Lange Zeit nur auf einen Punkt zu starren, wie auch auf das Display unseres Smartphones, führt schnell zur Ermüdung. Erschöpfte Augen schaden unserer Aufnahmefähigkeit und Konzentration. Sobald die Augen ermüden, neigen wir außerdem dazu, sie unwillkürlich zusammenzukneifen, was nicht nur Kopfschmerzen hervorrufen kann, sondern auch unschöne Falten rund um die Augen entstehen lässt.

Unsere Augen stehen in direkter Verbindung zu unserem Geist. Kleine Ruhepausen für die Augen sind zugleich Phasen, in denen die Quälgeister in unserem Kopf ein wenig Ruhe geben. Allein dadurch, dass du kurz nach oben und in die Ferne blickst, dann die Augen schließt, die Augenmuskeln entspannst und deine Augen schonst, kann sich dein ganzer Körper entspannen. Sobald du das äußere Sehen für eine Weile unterbrichst, wird es leicht, die Achtsamkeit einmal auf das Hören und Spüren zu lenken. Diese Sinne kommen im Alltag ständig zu kurz und das ist schade, denn hörend und spürend können wir uns viel besser achtsam in der Gegenwart verankern, als durch das Sehen.

- Die einfachste Methode, um deine Augen zu entspannen, besteht darin, alle Augenmuskeln zu aktivieren, indem du kurz die Augen »rollst«. Schließe anschließend die Augen für ein paar Sekunden oder auch 1 Minute. Entspanne auch deinen Blick nach innen und genieße die schützende Dunkelheit.

- Wenn du deine Augen noch intensiver entspannen willst, kannst du Folgendes tun: Setze dich an ein ruhiges Plätzchen und mach's dir bequem.

Reibe dann deine Handflächen einige Male schnell aneinander, bis sie sich ganz warm anfühlen. Jetzt schließt du die Augenlider und legst deine Handflächen sanft darauf. Die Dunkelheit und die Wärme tun deinen Augen sehr gut und die Übung hilft dir, die Muskeln rings um die Augen zu entspannen. Wenn möglich, bleibe 1 oder 2 Minuten lang so sitzen. Lass deinen Atem gleichmäßig ein- und ausströmen und genieße die entspannende Wirkung. Spüre bewusst die Berührung deiner Hände an deinen Lidern und Augenrändern; je mehr du dich auf dieses Spüren einlassen kannst, desto ruhiger werden auch deine Gedanken werden.

ÜBUNG 4: GAR NICHTS TUN UND ENTSPANNEN

Neben gezielten Entspannungstechniken gibt es auch viele Möglichkeiten, mitten im Getriebe des Alltags loszulassen, zu entspannen und zur Ruhe zu kommen. Du weißt selbst am besten, wie du dir kleine Inseln schaffen und gut für dich zu sorgen kannst. Vielleicht ist es ja möglich, dich zwischendurch mal in die Badewanne zu legen, in die Sauna zu gehen oder dich im Sommer ein Weilchen in die Sonne zu legen. Auf manche Menschen wirken Räucherstäbchen, Aromaöle oder beruhigende Musik besser als jeder Tranquilizer. Andere kommen bei einem Spaziergang zur Ruhe oder können am besten loslassen, wenn sie sich für ein paar Minuten aufs Sofa legen.

Apropos Sofa: Wenn du mal Zeit hast, dich auf dein Sofa zu legen, um dich zu entspannen, gibt es eine einfache »Übung«: Tue einmal rein gar nichts. Gerade wenn du es gewöhnt bist, von morgens bis abends wie eine aufgezogene Spielzeugmaus von A nach B zu rennen, ist die Übung des Nichtstuns wahrscheinlich genau das Richtige und tatsächlich eine Übung für dich. Alle Aktivitäten einzustellen ist eine Kunst. Der französische Philosoph Blaise Pascal meinte dazu: »Ich habe entdeckt, dass alles Unglück der Menschen von einem Einzigen herkommt; dass sie es nämlich nicht verstehen, in Ruhe in einem Zimmer zu bleiben.« Falls du glaubst, dass das nicht so schwer sein kann, probiere es aus. Das hört sich leichter an, als es ist. Ob du es glaubst oder nicht, aber wenn du die folgende Übung 5 Minuten durchhältst, ohne dabei zu schlafen, bist du schon lockerer drauf als die meisten Menschen.

- Schalte das Telefon aus, setze oder lege dich aufs Sofa oder Bett, schließe die Augen oder lass sie offen und »sei« einfach.
- Höre keine Musik, lies nicht, trinke und iss nichts, telefoniere nicht, rede nicht, schau nicht fern und vor allem: grübele nicht!
- Ruhe dich einfach nur aus. Entspanne deinen Körper und lass alle Probleme und Pläne los.

ÜBUNG 5: ACHTSAM LAUSCHEN

Lenke deine Achtsamkeit zwischendurch auf das Hören. Du musst dazu noch nicht einmal die Augen schließen – lege einfach nur einen Schalter in deiner »Sinneszentrale« im Kopf um: von Schauen, Handeln und Denken schaltest du auf Lauschen. Den ganzen Tag über sind wir von Geräuschen umgeben, aber meistens nehmen wir das kaum wahr, weil wir mit so vielen anderen Dingen beschäftigt sind. Indem du deine Aufmerksamkeit ganz auf das Hören richtest, werden alle anderen Aktivitäten ganz von selbst in den Hintergrund treten – und das ist sehr entspannend.

Natürlich wäre es schön, das Meer oder ein Bächlein rauschen und die Vöglein zwitschern zu hören, aber realistisch gesehen stehen die Chancen dafür bei den meisten von uns schlecht. Aber weißt du was? Das macht nichts, denn bei dieser Übung kommt es überhaupt nicht darauf an, was du hörst, sondern dass du dich aufs Hören konzentrierst. Nimm dir 1 oder 2 Minuten Zeit:

Achte auf alle Geräusche, die an dein Ohr dringen. Ganz gleich ob es Autogeräusche, das Brummen eines Kühlschranks oder Computers, Stimmen oder Naturgeräusche wie Wind oder Donnern sind, ganz egal, ob die Geräusche von weit weg oder direkt aus dem Raum kommen – versuche nicht, das, was du hörst, zu analysieren oder zu bewerten. Unterscheide nicht zwischen »guten« und »schlechten« Geräuschen. Lausche einfach nur – offen, achtsam und entspannt. Lasse dich in die Klänge hineinfallen, setze ihnen keinen Widerstand entgegen. Was immer du auch hören magst, ist einfach nur der Klang des Universums im jetzigen Moment. Wenn du den Dreh raus hast und widerstandslos lauschen kannst, wie es Säuglinge noch oder Mystiker wieder können, dann wirst du merken, dass nicht nur alle deine Muskeln, sondern auch dein Geist sich dabei tief entspannen wird.

Meditierend zur Ruhe finden

Im Kapitel »Die verjüngende Kraft der Meditation« (siehe Seite 71) haben wir dir die Zusammenhänge zwischen innerer Ruhe und äußerer Ausstrahlung erklärt. Dabei hast du erfahren, wie sehr Meditation dir dabei helfen kann, belastenden Stress aus deinem Leben zu verbannen und wie sehr Stress deinem Wohlbefinden und nicht zuletzt auch deinem Aussehen schadet.

In diesem Kapitel wollen wir dir nun zeigen, wie einfach es ist zu meditieren, zumindest dann, wenn du die folgende, bewährte Form der Meditation praktizierst – die *Samatha-Meditation*. Samatha ist eine traditionelle Meditationsmethode, die im Buddhismus eine wichtige Rolle spielt und auch als »Ruhe-Meditation« bekannt ist. »Samatha« bedeutet im Grunde nichts anderes, als »ruhiges Verweilen«. Ziel ist es, einen klaren, friedvollen Geist und unerschütterliche Gelassenheit zu entwickeln. Bei der Samatha-Meditation steht die Konzentration im Mittelpunkt. Mithilfe sanfter Konzentration wird es dir gelingen, dich ganz und gar auf ein Objekt zu fokussieren. Du sammelst so deinen Geist, wodurch deine unruhigen Gedanken und beunruhigenden Gefühle mit der

Zeit immer schwächer werden. Würdest du einen buddhistischen Lehrer in Thailand oder Sri Lanka nach dieser Methode fragen, wäre wahrscheinlich die einzige Anleitung, die du bekommen würdest: Sitze still, atme achtsam ein, atme achtsam aus! Mehr ist es nicht. Eigentlich …

Auch den buddhistischen Begriff »Affengeist« hast du im Laufe dieses Buches bereits kennengelernt: Dies sind Gedanken in Form von Plänen, inneren To-do-Listen, Erinnerungen, Selbstgesprächen, Bewertungen, Fantasien und so weiter, die dich immer wieder davon ablenken, dich auf deinen Atem zu konzentrieren. Auch Gefühle wie Sorgen, Ängste, Nervosität, Langeweile, Ärger oder Traurigkeit gehören zum Affengeist. Dazu kommen Körperempfindungen, Geräusche und allerlei Impulse, die dich ebenfalls vom Beobachten deines Atems ablenken werden.

Aber weißt du was? Das ist gut so! Die eigentliche Übung besteht nämlich gar nicht darin, 15 Minuten lang wie eine Statue auf deinen Atem konzentriert zu bleiben. Sie besteht vielmehr darin, zugleich auch alle Störenfriede und Unruhestifter im eigenen Geist zu erkennen. Die sind nämlich immer da, nur ist uns das meist nicht bewusst.

Die inneren Quälgeister sind wichtig, um *Gelassenheit* zu entwickeln. Was sonst solltest du denn *lassen*? In der Meditation erkennst du viel einfacher als im Alltag, wenn die »Affen« in Form von Denken, Fühlen, Hören oder Spüren vorbeikommen – und nachdem du sie erst einmal erkannt hast, kehrst du entspannt zur Konzentration auf den Atem zurück. Genau das tust du für die Zeit der Meditation immer wieder – das ist auch schon alles.

Apropos Zeit: Für den Anfang sind 10 bis 15 Minuten ideal. Dein Körper muss sich erst einmal daran gewöhnen, aufrecht und entspannt zu sitzen und sich nicht zu bewegen. Die absolute Stille im Körper, die du während des Meditierens aufrecht erhältst, unterstützt die Stille und Ruhe im Geist. Es gehört allerdings schon etwas Disziplin dazu, den Impulsen, sich zu kratzen, sich anders hinzusetzen oder sich sonst wie zu bewegen, nicht mehr nachzugeben. Meditation ist eben doch mehr als »einfach nur rumsitzen«. Es ist wichtig, dabei entschlossen, aber zugleich sanftmütig, aufrecht und wach zu sein, aber auch locker und entspannt zu sitzen. Mit der Zeit wirst du die richtige Balance schon finden, und das wird dazu führen, dass du auch mitten im Trubel des Alltags immer leichter im Gleichgewicht bleiben kannst. Ängste, Sorgen, Ärger und Stress perlen dann irgendwann von dir ab, wie trübes Wasser von der Lotosbüte.

ÜBUNG: DIE SAMATHA-MEDITATION

Sorge dafür, dass du während der Meditation nicht gestört werden kannst. Du brauchst einen ruhigen Ort und mindestens 10 Minuten Zeit. Entscheide dich *vor* der Meditation, wie lange du sitzen willst. Stell dir einen Timer ein und steh nicht auf, bevor die Zeit abgelaufen ist – egal was passiert. (Von Katastrophen einmal abgesehen; wenn das Haus brennt, solltest du doch lieber rausgehen …) Unser Tipp also: Vorher noch mal zur Toilette gehen, damit die Blase keine Chance hat zu stören. Ein weiterer Tipp, um die Meditation nicht zu abrupt enden zu lassen: Wähle einen Timer, der einmal kurz klingelt oder piept, den du aber nicht händisch ausstellen musst. So bekommst du ein Signal, wann deine Meditationszeit vorüber ist, hast aber noch genügend Ruhe, um sanft wieder ins Hier und Jetzt zu kommen.

- Schließe die Augen und den Mund, lege die Hände entspannt auf die Oberschenkel oder ineinander.

- Checke kurz deine Haltung: Die Beine sollten entspannt sein. Gib etwas Kraft in dein Becken – du kannst dir Füße, Beine und Becken als die Wurzeln eines Baums vorstellen. Nimm guten Kontakt zum Boden auf. Die Wirbelsäule ist aufrecht – sie entspricht dem Stamm des Baumes.

Der Nacken ist leicht gedehnt, das Gesicht ist entspannt, insbesondere Spannungen in der Stirn und im Kiefer solltest du loslassen.

- Atme nun dreimal tief durch und versuche, dich bei jedem Ausatmen noch etwas tiefer zu entspannen.

- So. Ab jetzt lässt du deinen Atem einfach kommen und gehen. Konzentriere dich auf den Atemstrom im Bereich deiner Nasenflügel. Halte deine Konzentration genau auf die Stelle, an der du deinen Atem am besten spüren kannst. Vielleicht spürst du dabei auch, dass die Luft beim Einatmen etwas kühler, beim Ausatmen wärmer ist. Achte einfach darauf, ob der Atem langsam oder schnell, gleichmäßig oder abgehackt, tief oder flach ist.

- Versuche, jeden Atemzug von Anfang bis Ende zu beobachten. Du kannst dir das erleichtern, indem du einatmend »ein – ein – ein« und ausatmend »aus – aus – aus« denkst. Achte aber darauf, den Atem nicht zu »machen« und ihn auch nicht zu verändern. Lasse ihn ganz in seinem eigenen Rhythmus sein. Anfangs kann es ganz schön schwer sein, nicht einzugreifen. Mit der Zeit wird es immer leichter, den Atem loszulassen.

- Kommen wir jetzt zu den Störenfrieden: Schon bald werden Gedanken und Gefühle auftauchen. Wann immer du das bemerkst, registrierst du mit jeweils nur einem gedachten Wort, welche »Besucher« gerade durch deine Wahrnehmung ziehen. Registriere kurz »Denken«, »Schmerz«, »Geräusch«, »Gefühl«, »Bilder«, oder was es auch sei. Und kehre dann wieder sanft und entspannt zur Beobachtung des Atems zurück. Beobachte die Schäfchenwölkchen ebenso gelassen wie die Gewitterwolken. Sie ziehen am Himmel vorbei, doch es gibt keinen Grund, dass du dich von ihnen aus der Ruhe bringen lässt. Steig nicht in die Geschichten in deinem Kopf ein. Bewerte nichts, verurteile nichts. Beobachte die Dinge nur so, wie sie sind, und lasse einfach alles fallen.

- Bleibe ruhig und gelassen und lenke deine Achtsamkeit immer wieder auf deinen Atemrhythmus. Und wenn du 100-mal abgelenkt wirst, dann kehrst du eben 100-mal zur Beobachtung des Atems zurück.

- Sobald der Timer klingelt, beendest du die Meditation. Atme dazu noch einmal ganz tief durch. Mache dir die Schwere deines Körpers bewusst und dann: Öffne die Augen und strecke dich, bevor du langsam wieder aufstehst.

Noch ein kleiner Tipp zum Schluss: Erfahrungsgemäß ist es recht hilfreich, sich immer wieder klarzumachen, dass Meditation kein Sport ist. Du musst wirklich gar nichts erreichen. Gelassenheit und Heiterkeit lassen sich ohnehin nicht »machen«. Je mehr du loslässt, desto besser. Das heißt aber auch, dass du deine Erwartungen (an dich selbst oder an die Ergebnisse der Meditation) loslassen musst. Das Üben von Meditation ist bereits die Meditation. Denk also am besten nicht groß nach. Setz dich einfach hin und mach's – der Rest kommt dann ganz von allein.

Natürliche Balance durch Hormon-Yoga

Zu den Dingen, die Frauen wohl am meisten von Männern unterscheidet, gehört das lästige Auf und Ab der Hormone. Das geht schon los, sobald wir in die Pubertät kommen. Jeden Monat das gleiche Elend … Wobei das natürlich bei jeder Frau etwas anders ist. Manche beeinträchtigt ihre Periode kaum, andere werden regelrecht durch den Wolf gedreht. Und die Periode ist ja nicht das einzige Problem: Immerhin ist zudem etwa jede dritte Frau von PMS, dem prämenstruellen Syndrom, betroffen. Schon 10 Tage vor der Menstruation geht es los – und das manchmal ganz schön heftig. Hier einige Symptome, von denen manche dir vielleicht bekannt vorkommen:

- Müdigkeit, Abgeschlagenheit, Erschöpfung
- Wasseransammlungen im Gewebe
- Hautveränderungen
- Krämpfe im Unterleib
- Kopf- und Rückenschmerzen
- erhöhte Sensibilität auf Licht, Berührung, Lärm, Gerüche
- depressive Stimmungen
- Reizbarkeit
- vermindertes Selbstwertgefühl
- Gefühl von Überforderung und Kontrollverlust
- Veränderungen des Appetits
- Stimmungsschwankungen

Eine wirklich gruselige Liste, stimmt's? Alle diese Probleme wirken sich natürlich auch direkt (zum Beispiel durch Hautveränderungen) oder indirekt (etwa durch Stimmungsschwankungen) auf unsere Schönheit und Attraktivität aus. Und das alles nur wegen ein paar Milligramm Hormonen mehr oder weniger im Blut! Wenn sich dann auch noch die Wechseljahre ankündigen, bricht bei manchen Frauen die helle Panik aus, denn auch die Wechseljahre gehen oft mit körperlichen Symptomen einher, die kaum weniger unangenehm sind als die des PMS. Und auch die Beschwerden in den Wechseljahren hängen mit Veränderungen im Hormonhaushalt zusammen. Wir wollen dir eine weitere Leidensliste jedoch ersparen und dich stattdessen lieber mit einer positiven Nachricht erfreuen: Hormonschwankungen und deren Auswirkungen auf deine Attraktivität kannst du in den Griff bekommen. Und zwar auf ganz natürlichem Wege – mit Hormon-Yoga.

Hormon-Yoga wurde von der brasilianischen Psychologin und Philosophin Dinah Rodrigues begründet – eine wirklich faszinierende Persönlichkeit. Dinah selbst ist das beste Testimonial für Hormon-Yoga – auch mit ihren heute 90 Jahren (!) reist sie noch um die Welt, unterrichtet in zahlreichen Ländern und bildet Hormon-Yoga-Lehrerinnen aus. Aufgrund ihrer intensiven Yogapraxis kam sie selbst beschwerdefrei durch die Wechseljahre und entwickelte auf dieser Basis die Hormon-Yoga-Therapie.

Hormon-Yoga ist eine Verbindung von Hatha Yoga, Kundalini Yoga und tibetischen Energetisierungstechniken. Das heißt, es geht vor allem um Bewegungsübungen und Körperhaltungen, um Energielenkungs- und Entspannungstechniken, Bandhas, Mudras und Pranayama. Sind das ein bisschen zu viele indische Begriffe? Keine Sorge – es klingt viel komplizierter als es ist, und wir erklären dir weiter unten genau, was bei den Übungen zu beachten ist. Hormon-Yoga ist eine sanfte, natürliche und effektive Hilfe für Frauen, die an PMS oder an Wechseljahrbeschwerden leiden. Gegen diese Beschwerden kannst du dir natürlich auch Hormone spritzen lassen, doch solch eine Hormonersatztherapie solltest du dir gut überlegen und du solltest mit deiner Frauenärztin gründlich abwägen, ob der Nutzen die Nebenwirkungen überwiegt. Durch künstlich zugefügte Hormone in den Wechseljahren steigt nachweislich das Risiko, an Eierstock- oder Brustkrebs zu erkranken. Wissenschaftliche Untersuchungen haben ferner gezeigt, dass eine längere Hormonbehandlung den meisten Alterskrankheiten nicht vorbeugen kann. Zudem sind auch Nebenwirkungen wie Blutgerinnsel oder Schlaganfälle nicht auszuschließen. Im Zweifelsfall ist es daher besser, auf Nummer sicher zu gehen. Und sicher ist, dass Hormon-Yoga frei von jeglichen Nebenwirkungen ist. Nein, stimmt eigentlich gar nicht: »Nebenwirkungen« gibt es nämlich schon einige, aber nur positive!

Das Hauptziel von Hormon-Yoga ist es, die Hormonproduktion zu harmonisieren. Durch die gezielte Kombination aus Yogastellungen und Pranayama (Atemtechniken) wird die Hormonproduktion reguliert und die Symptome der Menopause werden abgemildert. Beschwerden und Erkrankungen, die durch den charakteristischen Hormonrückgang entstehen, kannst du auf diese Weise weitgehend vorbeugen. Doch die Wirkungen von Hormon-Yoga gehen noch sehr viel weiter: Auf der energetischen Ebene wird die Aufnahme und Verteilung von Lebensenergie, dem sogenannten »Prana«, aktiviert. Je freier die Energie fließen kann, desto vitaler und entspannter wirst du dich fühlen.

Auf der körperlichen Ebene hilft dir Hormon-Yoga, deine Muskulatur zu stärken und den Körper zu modellieren. Die Haltung wird korrigiert und die Beweglichkeit verbessert sich. Durch regelmäßiges Üben erreichst du Gesundheit, Zufriedenheit und nicht zuletzt auch eine tolle Ausstrahlung.

SO KLAPPT ES MIT DEN YOGA-ÜBUNGEN

Hormon-Yoga ist nicht kompliziert und du kannst dabei auch ganz intuitiv vorgehen. Dennoch solltest du ein paar grundlegende Dinge wissen, bevor du loslegst:

1. *Wann kann ich üben?* Am besten morgens, vor dem Frühstück, da die Übungen sehr energetisch und anregend sind. Auf keinen Fall solltest du jedoch mit vollem Magen üben, da sich das sehr unangenehm anfühlen kann.

2. *Wie oft kann ich üben?* So oft wie möglich. Am besten ist es natürlich, wenn du jeden Tag übst. Das ist für viele von uns unrealistisch. Auch mit 2 bis 3 Übungseinheiten pro Woche kannst du sehr gute Erfolge erzielen.
3. *Wie kann ich üben?* Auf jeden Fall entspannt. Erinnerst du dich an das 1. Buddha-Prinzip »Sei positiv, denn dein Körper folgt deinem Geist«? Wenn du innerlich entspannt bist, kann auch dein Körper locker bleiben. Wenn du offen und achtsam bleibst, das Üben genießt und dir keinen Stress machst, werden auch die Effekte am größten sein. Quäle dich also bloß nicht, und mache im Zweifelsfall lieber zu wenig als zu viel.

Das folgende Programm besteht aus zwei Aufwärmübungen und acht Hormon-Yoga-Techniken. Anfangs wirst du relativ Zeit auf das Durchlesen verwenden und etwas weniger Zeit zum Üben haben – nimm dir diese Zeit, sie ist ebenso wichtig wie die spätere Übungszeit. Nach ein paar Durchgängen werden dir die Übungen immer leichter fallen. Sobald du erst einmal nicht mehr lang über die Technik nachdenken musst, bleibt dir mehr Zeit, beim Hormon-Yoga achtsam in deinen Körper hineinzuspüren – und darum geht es letztlich. Falls dir das Programm zu lang ist, kannst du auch einzelne Übungen zu einem eigenen kleinen Programm zusammenstellen. Beginne dabei jedes Mal mit einer Aufwärmübung und schließe die Reihe mit der Übung 8, der »regelmäßigen Atmung« ab.

Die grundlegenden Techniken im Hormon-Yoga

Um Hormon-Yoga zu praktizieren, musst du bestimmt nicht zur Yoga-Expertin werden. Bevor du aber mit dem Üben beginnst, solltest du einige grundlegende Begriffe kennen, die in den Übungsbeschreibungen auftauchen werden. Genauer gesagt geht es dabei um fünf elementare Yoga-Techniken. Am besten übst du die erst einmal einzeln, bevor du mit dem Hormon-Yoga-Programm beginnst:

1. **Bhastrika** – die »Blasebalgatmung«: Bhastrika ist eine Atemtechnik (Pranayama), die vor allem im Bauch stattfindet. Die Ein- und die Ausatmung durch die Nase sind schnell und kraftvoll und erinnern an einen Blasebalg. Atme tief in den Bauch, bis der Bauch gefüllt ist, und atme dann so stark aus, dass die gesamte Luft aus dem Bauchraum gepresst wird. Ziehe beim Ausatmen den Nabel nach innen. Die Betonung liegt jeweils auf dem Ausatmen. Die Hauptwirkung von Bhastrika ist das Massieren der Eierstöcke.

2. **Ujjayi** – die »siegreiche Atmung«: Bei Ujjayi verengst du die Stimmritze nahe der Kehle, wodurch der Luftstrom gehemmt wird. Wie? Ganz einfach: Du atmest so, dass dabei ein schwaches Geräusch, so ähnlich wie ein leises Schnarchen, zustande kommt. Das hört sich vielleicht ein bisschen merkwürdig an, ist aber sehr wirksam. Ujjayi unterstützt die Aufnahme von Lebensenergie (Prana) und intensiviert die Wirkung der Übungen.

3. **Die Bandhas** (Verschlüsse) sind keine Yogastellungen, sondern Techniken, die sich auf den Energiefluss auswirken. Beim Hormon-Yoga wen-

den wir Mula-Bandha und Jalandhara-Bandha an. Bei Mula-Bandha (Wurzelverschluss) werden die Muskeln des Anus und des Perineums (Damm) zusammengezogen, du spannst dabei also die Muskeln des Beckenbodens kräftig an. Bei Jalandhara-Bandha (Kinnverschluss) wird das Kinn in Richtung Brustbein gezogen, um die Kehle zu verschließen. Mache dabei den Nacken möglichst lang, lege die Zungenspitze ans Gaumendach und spanne die Muskeln in Hals und Kehle an.

4. **Jnana-Mudra** ist ein Entspannungsmudra, das Gehirn und Muskeln aktiviert und gleichzeitig Stress und mentale Anspannung löst. Mudras sind traditionelle Handpositionen, die eine bestimmte Energie auslösen und geistige sowie körperliche Dysbalancen ausgleichen können. Bei Jnana-Mudra berührt die Kuppe des Daumens die Kuppe des Zeigefingers. Du bildest mit den beiden Fingern also einen Ring. Die anderen Finger werden zusammen gehalten und gestreckt. Die Handfläche ist bei diesem Mudra nach oben geöffnet. Nimm diese Mudra immer mit beiden Händen gleichzeitig ein.

5. **Die Energielenkung** ist eine der wichtigsten Techniken in der Hormon-Yoga-Therapie. Da die Energielenkung in fast jeder Übung auftaucht, empfiehlt es sich, den Ablauf zu verinnerlichen, damit du später nicht jeden Schritt nachschauen musst:

- Atme tief durch die Nase ein und halte die Luft an.
- Lege die Zungenspitze sanft an den Gaumen.
- Konzentriere dich kurz auf die Nasenspitze.
- Jetzt machst du Mula-Bhanda, spannst also die Beckenbodenmuskeln und den Anus an, und lässt die Energie an der Wirbelsäule entlang bis zur Nasenspitze aufsteigen.

- Konzentriere dich auf die Stelle, die in der jeweiligen Übung aktiviert werden soll (zum Beispiel die Eierstöcke oder die Schilddrüse).

- Zum Schluss atmest du langsam durch die Nase aus, löst Mula-Bandha und spürst, wie die Lebensenergie, das Prana, wie eine Welle an die gewünschte Stelle gelangt.

Auch wenn die Energielenkung aus vielen Einzelschritten besteht, dauert ein Zyklus nicht länger als einen tiefen Atemzug. Übe das Ganze mit der Beschreibung einige Male, bis dir die Energielenkung in Fleisch und Blut übergegangen ist.

AUFWÄRMÜBUNG 1: SEITLICHES BIEGEN IM STEHEN

Diese Übung macht die Wirbelsäule flexibler und vertieft die Atmung – und das ist wichtig, damit Haut und Gehirn genug Sauerstoff bekommen.

- Du stehst aufrecht, die Füße sind etwa schulterbreit auseinander. Strecke die Arme langsam nach oben aus und verschränke die Finger ineinander. Drehe die Hände dann so, dass deine Handflächen nach oben zeigen.

- Jetzt beugst du den Oberkörper abwechselnd zu jeder Seite und machst dabei gleichzeitig Bhastrika, die Blasebalgatmung. Du beginnst mit »links einatmen«, »rechts ausatmen«. Atme tief in den Bauch, während du den Oberkörper leicht nach links beugst. Beuge den Oberkörper anschließend zur rechten Seite und atme dabei kräftig aus – beim Ausatmen solltest du immer darauf achten, den Nabel nach innen zu ziehen.

- Wiederhole diese Bewegung 7-mal, mache eine kurze Pause und wechsle dann die Seite. »Rechts einatmen«, »links ausatmen«: Jetzt atmest du also in den Bauch, während du den Körper leicht nach rechts beugst, bei der Linksbeugung atmest du kräftig aus. Wiederhole auch das 7-mal.

AUFWÄRMÜBUNG 2: FLIEGENDE HAARE IM SITZEN

Diese Aufwärmübung ist gut für die Wirbelsäule, die Nieren und Nebennieren und sie kräftigt sogar das Haar.

- Du sitzt aufrecht im Schneidersitz. Wenn dir das nicht möglich ist, dann setz dich einfach stabil auf einen Hocker. Verschränke deine Finger und

- hebe deine Hände in Brusthöhe, sodass die Handflächen nach unten zeigen und die Ober- und Unterarme parallel zum Boden sind.

- Atme tief und kräftig in den Bauch und drehe den Oberkörper dabei mit Schwung nach links. Den Kopf drehst du noch ein wenig weiter, so, dass du über die linke Schulter blickst.

- Während du den Oberkörper dann über die Mitte in die entgegengesetzte Richtung, also nach rechts, drehst, atmest du tief und kräftig aus. Nimm auch hier den Kopf in der Drehbewegung mit.

Bei der drehenden Bewegung von links nach rechts lässt du »deine Haare fliegen«. Achte darauf, dass Arme und Ellbogen stets auf derselben horizontalen Ebene in Brusthöhe bleiben.

Führe diese Bewegung 7-mal aus und wechsle dann die Richtung – einatmend drehst du den Oberkörper nach rechts, ausatmend nach links. Wiederhole auch das 7-mal.

ÜBUNG 1: HAND-FUSS-POSITION

- Setze dich auf deine Yogamatte und strecke die Beine aus. Halte dabei den Rücken gerade.

- Winkle nun das rechte Knie an. Bring die rechte Ferse möglichst nahe zum Damm und senke das rechte Knie dann zur Seite, bis es den Boden berührt oder so weit, wie es dir möglich ist. Strecke die Arme nach oben und atme tief ein.

- Ausatmend beugst du den Oberkörper langsam nach vorn. Denk daran, dass der untere Rücken dabei immer gerade bleiben soll. Die Hände greifen den linken Fuß oder, wenn du nicht rankommst, den linken Unterschenkel. Es ist nicht wichtig, wie weit du runterkommst, sondern vor allem, dass du den unteren Rücken nicht krümmst.

- In der Zielstellung führst du 7-mal Bhastrika aus, wobei du beim Einatmen den linken Fuß und die Zehen zum Körper hin ziehst. Beim Ausatmen beugst du dich (mit geradem Rücken!) noch ein wenig mehr nach vorne und streckst gleichzeitig den Fuß, sodass die Zehen nach vorne zeigen.

- Nach 7 Bhastrika-Atmungen, die du mit der Fußbewegung kombinierst, bleibst du noch kurz in der Stellung und lässt die Energie zirkulieren. Führe dazu die Energielenkung aus (siehe Seite 134) und lenke die Konzentration dabei auf den linken Eierstock.

- Komme abschließend in die Ausgangsposition zurück, indem du dich langsam aufrichtest. Mache eine kurze Pause und wiederhole das Ganze auch auf der anderen Seite, indem du diesmal das linke Bein anwinkelst und zum rechten Fuß oder Unterschenkel greifst. Bei der abschließenden Energielenkung konzentrierst du dich dann auf den rechten Eierstock.

ÜBUNG 2: DREHSITZ

- Setze dich auf deine Yogamatte und strecke die Beine gerade nach vorne aus.

- Winkle nun das linke Bein an, umfasse das linke Knie und ziehe es mit den Händen möglichst nah an den Brustkorb. Achte darauf, dass der

Oberkörper aufgerichtet und der Rücken, insbesondere der untere Rücken, gerade ist. Die Hände bleiben am Knie. Führe in dieser Position 7-mal Bhastrika aus und wende dann die Energielenkung an (siehe Seite 134). Konzentriere dich dabei auf den linken Eierstock.

- Im nächsten Schritt stellst du den linken Fuß außen neben den nach vorne gestreckten rechten Oberschenkel. Drehe den Oberkörper etwas nach links. Umarme das linke Knie mit dem rechten Arm und stütze dich mit dem linken Arm hinter dem Becken ab. Dabei blickst du über die linke Schulter nach hinten. Führe in dieser Position wieder 7-mal Bhastrika aus und wende dann die Energielenkung an. Auch diesmal richtest du deine Konzentration auf den linken Eierstock.

- Wiederhole dann den gesamten Übungsablauf auf der anderen Seite. Dabei lenkst du die Energie zum rechten Eierstock.

ÜBUNG 3: GEBETSHALTUNG

- Setze dich in den Fersensitz. Senke den Oberkörper nach vorne ab und strecke dabei die Arme nach vorne auf dem Boden aus. Lege die Stirn auf den Boden und strecke dann das linke Bein nach hinten aus.

- Versuche, das Becken noch weiter nach unten, Richtung rechte Ferse, sinken zu lassen. Das rechte Knie bleibt gegen die Brustmitte und den Bauch gedrückt.

- Führe in dieser Position 7-mal Bhastrika aus und wende anschließend die Energielenkung an (siehe Seite 134). Richte deine Aufmerksamkeit dabei ganz zum rechten Eierstock und lasse die Energie dorthin fließen.

- Komme zurück in den Fersensitz, indem du das linke Bein wieder anziehst und den Oberkörper langsam aufrichtest.

- Wechsle anschließend die Seite – du streckst also das rechte Bein aus und lenkst die Energie zum linken Eierstock.

ÜBUNG 4: DREI WELLEN DER SCHÖNHEIT

An den Handgelenken liegen Reflexzonen, die in Verbindung zu den Eierstöcken stehen. Durch die nächste Übung wird Druck auf die Handgelenke ausgeübt, wodurch die Funktion der Eierstöcke reflektorisch angeregt wird.

- Lege dich flach auf den Rücken.

- *Erste Welle:* Winkle beide Beine etwa rechtwinklig an, hebe die Füße vom Boden ab, greife mit den Händen an die Oberschenkelrückseiten und drücke die Oberschenkel sanft gegen den Unterleib. Führe in dieser Position 7-mal Bhastrika aus, ohne die Beine zu bewegen. Die Beine bleiben die ganze Zeit geschlossen. Führe anschließend die Energielenkung durch (siehe Seite 134) und lasse die Energie durch deine Vorstellungskraft in dein Gesicht und die Haare fließen.

- *Zweite Welle:* Schiebe jetzt die Hände und Handgelenke unter das Becken. Die Handflächen zeigen zum Boden und die Daumen berühren sich. Strecke beide Beine aus und halte sie einige Zentimeter über dem Boden, wozu du deine Bauchmuskeln anspannen musst. Ziehe dann abwechselnd das linke und rechte Knie in Richtung Oberkörper. Beim Heranziehen und Beugen des rechten Beins atmest du ein und beim Beugen des linken Beins aus. Nach der siebten Wiederholung winkelst du wieder beide Beine an und führst die Oberschenkel möglichst nah an den Unterleib – die Hände bleiben, wo sie sind. Lass die Energie erneut zu Gesicht und Haaren fließen.

- Wiederhole die Übung – diesmal atmest du beim Beugen des linken Beins ein und beim Beugen des rechten Beins aus.

- *Dritte Welle:* Lass die Hände und Handgelenke weiterhin unter dem Becken liegen und strecke die Beine nun senkrecht nach oben – es macht nichts, wenn die Beine dabei nicht komplett gestreckt sind. Versuche, die Oberschenkel während der gesamten Übung senkrecht zu halten. Gib nun deinem Po abwechselnd kleine Tritte mit der jeweiligen Ferse. Führe dabei 7-mal Bhastrika aus, wobei du beim Treten mit dem linken Fuß ein- und beim Treten mit dem rechten Fuß ausatmest. Nach 7 Atemzügen winkelst du beide Beine an und führst die Oberschenkel möglichst nah an den Unterleib. Lass die Energie wieder zu Gesicht und Haaren fließen.

- Wiederhole die Übung, wobei du nun beim Treten mit dem rechten Fuß ein- und beim Treten mit dem linken Fuß ausatmest. Führe wieder 7-mal Bhastrika aus und lenke anschließend die Energie zu Gesicht und Haaren. Lass die Hände und die Handgelenke noch unter dem Becken, bis du die Anfangsposition der nächsten Übung eingenommen hast.

ÜBUNG 5: ENTSPANNUNG MIT ENERGIELENKUNG ZUR AKTIVIERUNG DER SCHILDDRÜSE

Diese Übung energetisiert die Schilddrüse und wirkt sehr beruhigend auf Körper und Geist.

- Bleib auf dem Rücken liegen und winkle die Beine an. Die Füße stehen dabei hüftbreit auf der Matte und die Knie sind aneinander gelehnt. Jetzt zieh die Hände unter dem Becken hervor, breite die Arme seitlich aus und lege sie mit den Handflächen nach oben ab.

- Schließe die Augen und konzentriere dich auf die Finger der linken Hand. Betrachte die Finger vor deinem inneren Auge. Atme entspannt ein und stell dir dabei vor, wie die Energie der Luft durch die Finger der linken Hand einströmt und sich über das Handgelenk zur Kehle und Schilddrüse hin bewegt. Visualisiere ein Licht, das diesem Fluss folgt.

- Jetzt konzentriere dich auf die Finger deiner rechten Hand und atme dabei aus. Stell dir vor, wie verbrauchte Energie durch die Finger der rechten Hand aus dem Körper fließt.

- Anschließend wechselst du im Geist die Seite, konzentrierst dich auf die Finger der rechten Hand und atmest in der Vorstellung durch die Finger ein. Lass das rechte Handgelenk leuchten, folge dem Fluss der Energie zur Schilddrüse, bis sie erstrahlt.

- Konzentriere dich auf den linken Arm und die Finger der linken Hand und atme dabei aus. Stell dir vor, wie die verbrauchte Energie durch die Fingerspitzen austritt.

- Wiederhole die Übung 3-mal auf jeder Seite.

ÜBUNG 6: DYNAMISCHE SCHULTERBRÜCKE

Diese Übung aktiviert die Wirbelsäule sowie die Nieren und die Nebennieren.

- Du liegst wieder auf dem Rücken und winkelst die Beine an. Stell die Füße hüftbreit dicht ans Gesäß und greife mit den Händen die Fußgelenke.

- Nun hebst und senkst du langsam das Becken 7-mal und erzeugst so mit der Wirbelsäule eine sanfte Welle.

- Beim Einatmen hebst du erst das Becken, dann die Taille und schließlich den Brustkorb. Atme normal – also diesmal ohne Bhastrika.

- Beim Ausatmen senkst du zuerst den Brustkorb, dann die Taille und schließlich das Becken.

- Wiederhole diese Bewegungsfolge 6-mal. Hebe dann beim siebten Mal das Becken und den Rücken so hoch wie möglich und bleibe in dieser Position. Stütze die Hüfte mit den Händen und führe in dieser Position 7-mal Bhastrika aus.

- Wende abschließend die Energielenkung an (siehe Seite 134) und konzentriere dich dabei auf die Schilddrüse.

- Um die Übung zu beenden, senkst du langsam erst den Brustkorb, dann die Taille und schließlich das Becken. Strecke die Beine aus und bleibe kurz entspannt auf dem Rücken liegen.

ÜBUNG 7: SCHLANKHEITSÜBUNG

Die Übung besteht aus 4 Phasen, die jeweils mit 3 Ujjayi-Atemzügen (siehe Seite 133) ausgeführt werden:

- Du liegst auf dem Rücken, die Füße berühren sich, die Zehen werden angezogen und die Fersen vom Körper weggeschoben. Lasse die Arme gestreckt neben dem Körper liegen und lege die Handflächen seitlich an die Oberschenkel. Achte darauf, dass Gesicht und Schultern entspannt sind.

- *Phase 1*: Drehe deinen Kopf langsam nach links und bring das Kinn nahe an die linke Schulter. Entspanne dein Gesicht und atme 3-mal tief in den Brustraum (also diesmal nicht in den Bauch!). Dabei wendest du die Ujjayi-Atmung mit ihrem charakteristischen leisen Schnarchgeräusch an. Anschließend atmest du wieder normal und wendest die Energielenkung an. Richte deine Konzentration auf die Kehle und lasse die Energie zur Schilddrüse fließen.

- *Phase 2*: Wiederhole diese Übung zur anderen Seite. Das heißt, du drehst den Kopf nach rechts. Führe 3 Ujjayi-Atmungen durch, atme dann normal weiter und lenke die Energie dabei wieder zur Schilddrüse.

- *Phase 3*: Hebe den Oberkörper ein wenig vom Boden ab und stütz dich auf die Unterarme. Die Beine und Füße bleiben unverändert in der gestreckten Ausgangsposition, der Po bleibt ebenfalls auf dem Boden. Strecke den Brustkorb aufwärts und lass den Kopf nach hinten sinken. (Wenn du Nackenprobleme hast, dann leg dir ein kleines Kissen unter die Schultern, das nimmt den Druck aus dem Nacken.) Führe 3 Ujjayi-Atemzüge aus. Atme anschließend normal weiter und lenke die Energie zur Schilddrüse.

- *Phase 4*: Lege den Oberkörper wieder sanft ab, sodass dein ganzer Körper wieder gestreckt auf dem Boden aufliegt. Die Position der Beine und Füße bleibt unverändert. Hebe jetzt den Kopf und blicke auf deine Füße. Die Schultern bleiben auf dem Boden. Ziehe das Kinn zur Brust. Dadurch erzeugst du einen Kehlverschluss (Jalandhara-Bandha). Führe 3 tiefe Ujjayi-Atemzüge aus und spüre dabei den Druck im Bereich der Schilddrüse. Anschließend verschränkst du die Hände hinter dem Kopf, entspannst den Hals und visualisierst noch einmal, wie die Energie zur Schilddrüse fließt.

ÜBUNG 8: REGELMÄSSIGE ATMUNG (SAMAVRITTI)

Die folgende Atemlenkung solltest du immer zum Abschluss jeder Hormon-Yoga-Reihe ausführen. Du kannst die Übung aber auch für sich machen, wenn du mal nervös bist und einfach abschalten willst.

- Du liegst ganz entspannt auf dem Boden. Deine Beine sind ausgestreckt, die Füße fallen locker zur Seite und die Arme liegen entspannt neben dem Körper. Lasse den Atem einfach ganz natürlich fließen.
- Während die Arme neben dem Körper liegen bleiben, bringst du deine Hände ins Jnana-Mudra. Lege dazu einfach die Daumen- und Zeigefingerkuppen aneinander. Mittel-, Ring- und kleine Finger bleiben gestreckt. Die Hände liegen mit dem Handrücken auf dem Boden und die Handflächen sind bei dieser Handstellung nach oben geöffnet.
- Lenke deine Achtsamkeit nun auf die Atmung:
    - Atme ein und zähle langsam bis 4.
    - Halte den Atem an und zähle langsam bis 4.
    - Atme sanft aus und zähle langsam bis 4.
    - Halte den Atem an und zähle langsam bis 4.
- Wiederhole diesen Zyklus 3-mal. Anschließend löst du die Handstellung, entspannst die Hände und bleibst noch ein paar Minuten auf dem Rücken liegen. Spüre den wohltuenden Wirkungen der Übung nach.

Schlank und gesund durch achtsames Essen

Aus eigener Erfahrung wissen wir, dass Schönheitsprobleme sehr oft Gewichtsprobleme sind. Wir haben uns bei unseren Kursteilnehmerinnen und Bekannten umgehört und genau das bestätigt gefunden, was regelmäßig Thema sämtlicher Frauenzeitschriften ist: Viele von uns haben nur deshalb ein Problem mit ihrem Aussehen, weil sie ein Problem mit ihrem Körpergewicht haben. Die Folgen kennen wir alle: Wir kämpfen mit unseren Pfunden, probieren alle möglichen »Wunderdiäten« aus und landen – oh Wunder – schließlich doch wieder mit überflüssigen Pfunden auf der Waage. Der ganze Krampf ums Essen und ums Abnehmen nützt weder unserer äußeren noch unserer inneren Schönheit. Der äußeren deshalb nicht, weil unbewusste Ernährungsgewohnheiten sich nicht durch Diäten durchbrechen lassen und wir unterm Strich gar nicht abnehmen. Der inneren nicht, weil ein entspannter, gelassener und mitfühlender Umgang mit dem eigenen Körper unmöglich ist, solange wir mit uns und unserem Verhalten auf Kriegsfuß sind.

Und was jetzt? Wir empfehlen dir eine einfache Strategie, die aus nur zwei Schritten besteht:

1. Vergiss alle Diäten.

2. Beginne damit, achtsam zu essen.

Wenn wir uns aus ganzheitlicher Sicht mit Gewichtsproblemen beschäftigen, sollte die erste Frage lauten: »Wie kann ich abnehmen, ohne mich zu quälen?« Viele Frauen (und Männer) haben es satt, ständig auf Kalorien achten oder sich an zahllose Ernährungsregeln halten zu müssen. Im Grunde suchen wir alle nach einer Möglichkeit, harmonischer in und mit unserem Körper zu leben, statt ständig gegen ihn ankämpfen zu müssen. In den letzten Jahren haben sich Psychologen ausgiebig mit dem Thema Abnehmen beschäftigt. Vor allem eines haben sie dabei herausgefunden. Es gibt eine Sache, mit der du garantiert *nicht* abnehmen wirst: Stress. Diäten stressen uns nun einmal, denn sie machen Essen zum Feind. Das ist schade, denn Essen ist nicht nur wichtig, um unseren Körper zu ernähren, sondern auch um unsere Seele zu nähren. Essen sollte ein Genuss sein, was aber unmöglich ist, wenn wir ständig ein schlechtes Gewissen haben.

Unser Tipp lautet daher: Mach keine Diäten mehr! Langfristig bringen sie nichts und das Risiko steigt sogar, dass du durch Diäten eher zu- als abnimmst. Gewöhn dir gleichzeitig ab, deine Nahrungsmittel und dein Essverhalten zu bewerten und zu verurteilen. Es hat keinen Sinn, Nahrungsmittel in »gut« und »schlecht« einzuteilen, denn so ziemlich jeder Körper reagiert anders. Da kommt es auf die Menge an, auf die Kombination mit anderen Nahrungsmitteln und vor allem auf deinen Typ. Nicht jeder verträgt Äpfel besser als Schokolade oder Vollkornbrot besser als Toastbrot. Und was Kalorien-, Vitamin- oder Glyxtabellen verraten, mag ja ganz interessant sein, zeigt aber höchstens die halbe Wahrheit. Konzentriere dich in Zukunft also weniger auf das, *was* du isst, sondern lieber darauf, *wie* du isst. Wenn du achtsam isst, können dir auch Pommes, Chips oder Süßigkeiten nichts anhaben, denn dann wirst du ganz von selbst auf die richtige Dosis achten.

Was Achtsamkeit beim Essen *nicht* ist, ist schnell gesagt: Um achtsamer zu essen, musst du weder Nährstofftabellen auswendig lernen noch Bücher lesen. Du musst dich nicht mit den vielen widersprüchlichen Ratschlägen von Ernährungsexperten herumschlagen. Es geht auch nicht darum, besonders willensstark zu sein oder gar darum, dir deine Lust aufs Essen abzugewöhnen. Erinnern wir uns: Achtsam zu sein heißt ja vor allem, ganz wach und präsent im jetzigen Augenblick zu sein. Dazu gehört, dass wir uns nicht ablenken lassen (etwa durch Medien), innerlich ruhig und gesammelt bleiben und uns für alle Erfahrungen öffnen, die wir im Hier und Jetzt erleben können. Wenn du Achtsamkeit beim Essen übst, übst du vor allem eines: Du nimmst dir etwas mehr Zeit als sonst, um genau hinzusehen und »hinzuschmecken«. Statt wie ferngesteuert in die üblichen Fressfallen zu tappen oder Massen an Süßigkeiten in dich hineinzuschaufeln, während du gedanklich ganz woanders bist, hilft Achtsamkeit dir, die Fernsteuerung auszuschalten. Dadurch gewinnst du mehr inneren Freiraum und es fällt dir leichter, bewusste Entscheidungen zu treffen.

ACHTSAMES ESSEN – ALLE VORTEILE AUF EINEN BLICK

Durch achtsames Essen kannst du große Veränderungen bewirken:

1. Du wirst lernen, langsamer, ruhiger und bewusster zu essen.
2. Du wirst herausfinden, wie viel dein Körper wirklich braucht und dass das weniger ist, als du vielleicht dachtest.
3. Du wirst erkennen, dass die Stimmung und die Gefühle beim Essen dein Essverhalten stark beeinflussen und wie schädlich Stress dabei ist. Umgekehrt wirst du aber auch erleben, wie innere Ruhe und eine entspannte Atmosphäre es dir erleichtern, genau die richtige Menge von den genau richtigen Nahrungsmitteln zu dir zu nehmen.
4. Du wirst damit aufhören, dich selbst zu verurteilen und selbstmitfühlender sein – auch dann, wenn du doch einmal einem Fressanfall erliegen solltest.
5. Du wirst den Unterschied zwischen Hunger und Appetit immer leichter erkennen.
6. Du wirst dein Essen mehr genießen können und erkennen, dass die Zeit, die du dir für dein Essen nimmst, immer auch Zeit ist, die du dir für dich selbst nimmst.

Falls du noch skeptisch bist, können wir das gut verstehen. Was Achtsamkeit bewirken kann, scheint schließlich an ein kleines Wunder zu grenzen. Durch Achtsamkeit lässt sich Stress abbauen, wir stärken unsere Gesundheit, können negativem Denken, Depressionen, Ängsten oder Suchtverhalten entgegenwirken – das alles ist durch wissenschaftliche Studien und Untersuchungen zu achtsamkeitsbasierten Methoden und deren Wirkungen bestens belegt. Darüber hinaus hilft Achtsamkeit auch beim Abnehmen.

Gerade bei stark Übergewichtigen führen Achtsamkeitstechniken oft zu einem erstaunlichen Gewichtsverlust, auch das zeigen aktuelle US-Studien. In den USA und zunehmend auch in Europa hat man mit speziellen Programmen wie »MB-EAT« (»Mindfulness-Based Eating Awareness«) oder »Mindful Eating« sehr gute Erfahrungen gesammelt. Achtsames Essen hat zum Ziel, falsche und im wahrsten Sinne des Wortes »belastende« Ernährungsgewohnheiten aufzulösen – und dafür brauchst du nur ein wenig Geduld und Übung.

ÜBUNG 1: ACHTSAM ESSEN

Wichtig ist eine bewusste Entscheidung. Wenn du lernst, achtsam zu essen, ist das eine Form der geistigen Übung. Für eine Übung musst du dich jedoch entscheiden – sie beginnt und endet zu einem festen Zeitpunkt. Achtsam Essen ist also nichts, was du ständig machen »musst«, sondern eine Methode, die deine Essgewohnheiten auf sanfte Weise verändern wird. Mit der Zeit wird das dazu führen, dass du 1. bewusster, 2. weniger, 3. bessere Nahrungsmittel und 4. entspannter isst.

- Stelle dir vor jeder Mahlzeit kurz innerlich eine einfache Frage: »Habe ich in diesem Moment wirklich Hunger oder eher Appetit?« Zur Orientierung: Wenn du diese Mahlzeit ohne größere Probleme auslassen könntest, hast du wahrscheinlich nur Appetit. Oftmals sind wir auch in einem antrainierten Zeitplan festgefahren und nehmen Frühstück, Mittagessen, einen Snack und Abendessen zu uns, weil »es Zeit ist«. Indem du dich vor jeder Mahlzeit selbst fragst, ob du tatsächlich Hunger hast, kannst du diese Konditionierung durchbrechen.

- Suche dir für deine Übung möglichst ein Essen aus, bei dem du deine Ruhe hast. Gesprächige Kollegen machen achtsames Essen zwar nicht unmöglich, erschweren die Sache aber doch sehr.

- Nimm einmal am Tag eine Mahlzeit deiner Wahl achtsam und bewusst zu dir. Dabei ist es gar nicht nötig, deine Achtsamkeit während der ganzen Mahlzeit aufrechtzuerhalten. Versuche jedoch konsequent, die ersten fünf Bissen achtsam zu essen.

- Vermeide Ablenkungen. Smartphone, Fernseher, Zeitschriften und andere Ruhestörer nehmen in unserem Leben schon mehr als genug Raum ein. Verbanne sie wenigstens während des Essens vom Tisch.

- Setz dich ruhig und entspannt hin. Atme 3-mal langsam und tief ein und aus. Setze dich zum Essen hin, als würdest du dich zur Meditation niederlassen. Bringe deine Gedanken zur Ruhe und sammele dich auf diesen Moment.

- Nimm dir jetzt einige Sekunden Zeit, um dein Essen anzusehen. Schaue aufmerksam, wie das Gericht auf deinem Teller aussieht. Achte auf die Farben und Formen, auf alle Details.

- Wie riecht dein Essen? Kannst du bestimmte Aromen oder Gewürze wahrnehmen?

- Nimm jetzt einen Bissen in den Mund, ohne das Essen hinunterzuschlucken. Lass dir etwas Zeit, bevor du mit dem Kauen beginnst. Spüre die Speisen im Mund und achte auf die Berührung mit der Zunge und dem Gaumen. Wie ist die Konsistenz, die Temperatur …?

- Beginne jetzt zu kauen. Kaue langsam und bewusst – wenigstens bei den ersten fünf Bissen. Verändert sich der Geschmack durch längeres Kauen?

Schmecke dein Essen so achtsam wie möglich. Würdest du dich jetzt fragen: »Wie schmeckt's?«, dann antworte nicht zu schnell. Erforsche den Geschmack ganz genau.

- Wie weit kannst du die Nahrung beim Schlucken innerlich verfolgen? Bis in die Speiseröhre? Bis in den Magen?

- Achte während des Essens immer wieder auf deinen Körper, deine Gedanken und Gefühle. Wie ist deine Stimmung? Sind deine Gedanken ganz woanders? Es ist gerade anfangs normal, wenn deine Gedanken abschweifen. Erkenne es und lenke deine Achtsamkeit dann wieder auf das Essen. Und wenn du oft abschweifst, dann kehrst du eben genauso oft geduldig zur »Übung des Essens« zurück.

- Egal, welche Erfahrungen du machst: Verurteile und bewerte nichts. Ob du zu viel isst, ständig an andere Dinge denkst, zu schnell isst oder letztlich doch zum Handy greifst – es ist okay. Es ist, wie es ist. Beobachte es einfach gelassen, denn nur darum geht es – genau das ist Achtsamkeit.

- Nutze jede Möglichkeit, dein Essen in ein kleines Festmahl zu verwandeln. Statt nebenbei oder auf die Schnelle zu essen, kannst du die Handbremse ziehen und den Essvorgang entschleunigen. Dadurch nimmst du ab, da du weniger Nahrung zu dir nehmen wirst. Zudem gewinnst du auch Zeit für dich – Zeit zum Durchatmen, Schmecken und Genießen.

ÜBUNG 2: DAS ESSEN ENTSCHLEUNIGEN

Kennst du das Problem, dass du oft mehr isst, als du eigentlich wolltest? Dann ist es wichtig zu wissen, dass es oft nur einen einzigen Grund dafür gibt, dass wir mehr essen, als uns (und unserer Figur) guttut: Wir essen zu schnell! Wenn du auch zwischendurch immer wieder einmal achtsames Essen üben willst, gibt es einen Trick: Unterbrich dein Essen mehrmals kurz, indem du das Besteck ablegst und deinen Körper spürst. Jedes Mal, wenn du deine Achtsamkeit mit an den Tisch nimmst, durchbrichst du nämlich »Essmuster«, die darin bestehen, unbewusst und nebenbei und somit auch schnell und zu viel zu essen. Versuche daher Folgendes, um dein Essen zu entschleunigen:

- Setze dich entspannt hin und atme 3-mal ruhig durch.

- Lenke die Achtsamkeit auf deinen Körper. Wie ist deine Haltung? Spüre, wie deine Füße den Boden berühren und wo dein Rücken Kontakt zur Stuhllehne hat. Spüre die Wirbelsäule, entspanne Schultern, Gesicht, Kiefer und Hände.

- Beginne dann mit dem entschleunigten Essen. Dabei solltest du das Besteck nach jedem Bissen ablegen. Entspanne die Hände im Schoß, während du kaust. Nimm dir ein paar Sekunden Zeit, um deinen Körper zu spüren: Sind die Schultern noch entspannt? Ist deine Sitzhaltung angenehm? Gibt es noch Anspannungen im Körper, die du loslassen kannst?

- Atme einmal durch und nimm dann wieder das Besteck in die Hände. Nach dem nächsten Bissen legst du es wieder ab und spürst erneut in deinen Körper hinein.

Wiederhole das Ganze immer wieder: Richte deine Achtsamkeit abwechselnd auf das Schmecken und die Körperempfindungen. Auf diese Weise kannst du jede Mahlzeit zu einer kleinen Achtsamkeitsmeditation machen und alte Essmuster durchbrechen, die vielleicht schon seit allzu vielen Jahren deinem Wohlbefinden und deinem Aussehen schaden.

Meditative Bewegung – Qigong und die 8 Brokatübungen

Qigong wirkt auf den ersten Blick wie eine chinesische Form der Gymnastik. Es ist aber, genau wie auch Yoga, viel mehr, nämlich eine Meditations-, Konzentrations- und Bewegungsform zur Kultivierung von Körper und Geist. Und ein wahrer Jungbrunnen noch dazu! Der Ursprung der Übungen liegt weit über 2000 Jahre in der Vergangenheit. Das älteste Werk der chinesischen Medizin, das *Huang Di Neijing So Wen*, das Buch des Gelben Kaisers zu Fragen der inneren Medizin, wurde der Legende nach vor ungefähr 5000 Jahren vom mythischen Gelben Kaiser verfasst. Nun, das mag vielleicht etwas übertrieben sein, doch mit Sicherheit gab es das Buch schon 300 Jahre vor unserer Zeitrechnung. Jedenfalls sind bereits in dieser uralten Schrift die ersten Hinweise auf Körperübungen zur Erhaltung der Gesundheit – im Sinne von Qigong – enthalten. Die Übungen wurden über die Jahrhunderte immer weitergetragen, geübt und verfeinert. Es entstanden Hunderte von verschiedenen Formen, die alle Qigong sind. »Qigong« bedeutet nämlich an sich nur »die Fähigkeit, die Lebenskraft zu nutzen«, oder noch einfacher und direkter übersetzt »Energiearbeit«. Durch Qigong stärkst du deine Lebensenergie, erhältst dir deine körperliche und geistige Gesundheit und verlängerst dein Leben. Und das ist doch schon mal nicht schlecht!

QIGONG, BUDDHA UND KUNGFU

Als der buddhistische Mönch Bodhidharma, der in China Da Mo heißt, vor etwa 1500 Jahren aus Indien nach China kam, kannten die Chinesen schon lange Qigong. Doch erst er machte die Übungen wirklich bekannt. Nachdem er sich in das Shaolin-Kloster zurückgezogen und dort neun Jahre meditierte hatte, begann Bodhidharma, die Mönche in der Methode *Yi Jin Jing* (Umwandlung der Muskulatur) zu unterrichten – einerseits um ihre schwächliche Konstitution zu stärken, andererseits um ihren Geist wachzuhalten. Daraus entwickelte sich später das berühmte Shaolin Kungfu.

Eine dieser uralten chinesischen Gesundheitsübungen werden wir dir nun zeigen: »Ba Duan Jin«, die »Acht Brokatübungen«. Schon lange bevor diese Übungen vor etwa 1000 Jahren aufgezeichnet wurden, waren sie in den Familien überliefert worden. Und werden es bis heute. Ba Duan Jin ist derart wertvoll, wirksam und heilsam für die Gesundheit, dass das chinesische Gesundheitsministerium sogar eine besondere Kampagne zu dieser Qigong-Form durchgeführt hat, um sie möglichst weit zu verbreiten und die Volksgesundheit in China zu verbessern. Und wahrscheinlich ist Qigong auch einer der Gründe, dass chinesische Frauen oft viel jünger aussehen, als sie sind.

Ba Duan Jin bedeutet wörtlich »Acht Stücke Brokat« – da Brokat ein besonders edler und kostbarer Stoff ist und Qigong ebenso wertvoll ist. Und »acht Stücke«, da es eben acht Übungen sind.

Die Acht Brokatübungen sind einfach, aber zugleich sehr effektiv. Sie regen alle Organe an, halten den Fluss der Energie beweglich, machen fit und schenken Jugendlichkeit und Flexibilität. Die 8 Übungen werden je 7-mal ausgeführt; bei Übungen, die zu beiden Seiten gemacht werden, auf jeder Seite 7-mal. Wichtig dabei ist, dass du die Bewegungen nicht zu schnell und mechanisch ausführst, sondern ihnen achtsam folgst. Der gesamte Ablauf dauert etwa 10 Minuten. Im Anschluss wirst du dich energiegeladen fühlen und deutlich frischer aussehen. Die Zeit ist also gut investiert! Zu Beginn wirst du die Übungsanweisungen noch häufig nachlesen müssen, wodurch die Bewegungen wahrscheinlich nicht sehr flüssig vonstattengehen. Wenn du die Übungen aber ein paar Mal gemacht hast, kommen die Bewegungen zur dazugehörigen Atmung wie von selbst.

ÜBUNG 1:
ZWEI HÄNDE STÜTZEN DEN HIMMEL, UM DEN SAN JIAO ZU BESÄNFTIGEN

- Du beginnst im einfachen geraden Stand. Deine Füße sollten parallel und etwa schulterbreit auseinander stehen. Die Arme hängen an den Seiten herab. Dein Blick geht entspannt nach vorne. Deine Zunge berührt sanft den Gaumen und du atmest ganz natürlich und entspannt.

- Atme dann tief ein und führe deine Hände vor dem Körper nach oben bis auf Brusthöhe. Deine Fingerspitzen der rechten zeigen zu denen der linken Hand, Daumen und Zeigefinger bilden ein »Tigermaul« *(Hu Kou).*

- Immer noch einatmend hebst du die Hände weiter, führst sie ein wenig zur Seite und wendest die Handflächen nach oben. Die Ellenbogen zeigen nun zu den Seiten, während die Handflächen nach oben weisen. Die Fingerspitzen zeigen zu den Ohren.

- Atme nun tief aus. Strecke dabei die Hände, immer mit den Handflächen nach oben, zum Himmel.

- Atme ein und streck dich noch ein Stück weiter, indem du die Fersen vom Boden hebst und auf die Zehenspitzen gehst.

- Atme aus und führe deine Hände in einem großen Bogen über die Seiten zurück in die Ausgangsstellung. Senke zugleich die Fersen.

Führe diese Übung 7-mal ohne Unterbrechung aus.

Die Übung harmonisiert den Akupunktur-Meridian *San Jiao*, den »Dreifachen-Erwärmer«. Durch die Bewegung kommt die Energie ins Fließen und du fühlst dich sofort energiegeladener und zugleich entspannter.

Die Übung eignet sich auch als Mini-Übung für zwischendurch. Gerade dann, wenn du einen Job hast, in dem du viel sitzen musst, tut sie wirklich gut, verhindert Rücken- und Nackenbeschwerden und gibt dir neue Energie. Zudem lässt sie Falten verschwinden, da sie Anspannungen löst, die wiederum auf Blockaden im Rücken oder Nacken zurückgehen.

ÜBUNG 2: DEN BOGEN SPANNEN UND DEN FALKEN SCHIESSEN

- Du stehst gerade und entspannt.

- Atme ein und setzte den linken Fuß einen Schritt nach links, sodass deine Füße etwas mehr als schulterbreit auseinander stehen. Kreuze die Hände vor der Brust, sodass die Handgelenke übereinander liegen und die Unterarme einen rechten Winkel bilden. Die linke Hand ist dabei innen und die Handflächen weisen zur Brust. Du blickst entspannt nach vorne. Atme tief aus.

- Mit dem nächsten tiefen Einatmen hebst du die Ellbogen bis in Schulterhöhe. Die Hände lässt du locker, sodass sie weiterhin vor der Brust sind, doch nun weisen die Handrücken zueinander und die Finger hängen nach unten. Das ist nur eine ganz kurze Übergangsphase. Führe die Einatmung und die Bewegung ohne Unterbrechung weiter. Streck den linken Arm gerade zur linken Seite und hebe dabei die Hand. Die linke Handfläche weist jetzt nach außen; der Zeigefinger zeigt zum Himmel, der Daumen wird vom gestreckten Zeigefinger rechtwinklig abgespreizt und die anderen Finger werden eingerollt. Der Blick ruht auf der linken Hand. Währenddessen hat sich die rechte Hand geschlossen und gedreht, sodass der Handrücken nach vorn zeigt.

- Den Rest der Einatmung »spannst du den Bogen«, indem du mit der rechten Hand nach rechts ziehst, als würdest du die Bogensehne spannen und mit der linken Hand nach außen drückst, als würdest du den Bogen kraftvoll halten. Gleichzeitig beugst du die Knie und hältst den Kopf nach links gerichtet, um den Blick auf deinem linken Zeigefinger zu halten.

- Jetzt atmest du aus, bringst die entspannte linke Hand in einer sanften Kreisbewegung erst nach unten und dann vor die Brust. Die rechte Hand öffnet sich, geht in einem kleineren Kreis nach unten und ebenfalls zur Brust – sie steht dann zwischen Brust und linker Hand. Die Hände sind nun also wieder vor der Brust gekreuzt, doch diesmal liegt die rechte Hand innen. Gleichzeitig machst du mit dem linken Fuß einen Schritt auf den rechten zu, streckst die Beine und drehst den Kopf wieder nach vorne. Mit dem letzten Rest der Ausatmung lässt du die Arme wieder an die Seite sinken.

- Nun wiederholst du die Bewegung zur anderen Seite.

Insgesamt spannst du den Bogen 7-mal zu jeder Seite.

Das »Bogenspannen« tonisiert den Körper, macht wach und entspannt. Es vertieft den Atem und ist gut bei Nackenproblemen. Als kleine Übung zwischendurch ist das Bogenspannen, wie alle Techniken des Ba Duan Jin, ein wahrer Energiekick.

ÜBUNG 3: DEN ARM HEBEN, UM MAGEN UND MILZ ZU HARMONISIEREN

- Die Füße stehen locker nebeneinander und du stehst aufrecht.
- Hebe mit dem Einatmen die Hände vor die Brust und lege die Handflächen zusammen.
- Mit dem Ausatmen drückst du die Hände ein wenig gegeneinander.
- Atme tief ein und drehe die Hände auf den Handflächen gegeneinander, bis die rechte Hand oben und die linke Hand unten ist. Führe die Bewegung unterbrechungslos fort, indem du die rechte Handfläche nach oben wendest und die Hand nach oben über den Kopf streckst. Gleichzeitig drehst du die linke Handfläche nach unten und drückst nach unten. Während sich die Hände nach oben und unten bewegen, verlagerst du dein Gewicht auf das rechte Bein, hebst die linke Ferse vom Boden und wendest den Körper um 90 Grad nach links. Dein Blick folgt der Bewegung.
- Atme tief aus und drücke die Hände fest nach unten beziehungsweise oben.
- Mit dem Einatmen kommst du wieder in die Ausgangsstellung zurück und legst die Hände vor der Brust gefaltet aufeinander. Dein Gewicht ruht in der Mitte.
- Wiederhole die ganze Bewegung dann zur anderen Seite. Die Hände drücken gegeneinander. Dann drehen die Handflächen gegeneinander, doch diesmal liegt die rechte Hand unten. Die linke Hand geht nach oben, die rechte nach unten. Gleichzeitig verlagerst du das Gewicht auf das lin-

ke Bein, hebst die rechte Ferse und drehst dich nach rechts. Fest nach unten und oben drücken. Beim Einatmen kommst du dann wieder in die Grundstellung zurück.

Wiederhole die Übung 7-mal zu jeder Seite.

Diese sehr kraftvolle Übung zentriert Körper und Geist. Nach der Übung solltest du dich stärker und konzentrierter fühlen. Als Einzelübung tut sie immer dann gut, wenn gerade etwas ansteht, das Konzentration verlangt. Sie hilft dabei, dass du dich gut fokussieren kannst, ohne die Stirn in Falten zu legen.

ÜBUNG 4: ZURÜCKBLICKEN, UM DIE 5 ANSTRENGUNGEN UND 7 BETRÜBNISSE ZU LINDERN

- Du atmest ein und kreuzt die Hände vor der Brust. Das rechte Handgelenk liegt dabei über dem linken.

- Nun atmest du aus. Dabei schwingst du den linken Arm zur linken Seite, bis die Hand auf Höhe der Schulter ist. Die linke Hand bildet eine Hakenhand, das heißt, die Spitzen des Daumens und der Finger berühren sich und hängen nach unten. Die rechte Hand schiebt mit der Handfläche, alle Finger gerade nebeneinander und nach oben gerichtet, nach vorn. Gleichzeitig setzt du den rechten Fuß hinter den linken und gehst in die Hocke. Dein Blick geht zur Hakenhand, nach links.

- Mit dem Einatmen richtest du dich wieder auf und setzt den rechten Fuß zum schulterbreiten Stand zurück. Während des Aufrichtens kreuzt du die Handgelenke vor der Brust. Der rechte Arm liegt dabei über dem linken und die Handflächen zeigen zum Körper.

- Beim Ausatmen führst du dann die Arme zur linken und zur rechten Körperseite zurück, drehst die Handflächen erst nach vorn, dann nach außen und drehst gleichzeitig den Kopf nach rechts.

- Bevor du die Übung nun zur anderen Seite wiederholst, drehst du einatmend den Kopf wieder zur Mitte und nimmst die Spannung aus den Armen, kreuzt dann die Hände vor der Brust, diesmal das linke Handgelenk über dem rechten. Die ganze Übung machst du nun seitenverkehrt.

Das »Zurückblicken« wiederholst du insgesamt 7-mal auf jeder Seite.

Die Übung ist hervorragend für die Koordination. In der TCM sagt man, dass man durch die Übung »5 Anstrengungen und 7 Betrübnisse« besiegen kann. Anstatt dir jetzt diese Anstrengungen und Betrübnisse aufzuzählen, machen wir es uns einfacher: Die Übung unterstützt die Heilung aller seelischen und körperlichen Schwächezustände.

ÜBUNG 5: KOPF UND HÜFTE SCHWINGEN, UM DAS HERZFEUER ZU LÖSCHEN

- Du beginnst im gewohnten, entspannten Stand. Atme tief ein. Verlagere dabei dein Gewicht nach rechts und setze den linken Fuß ein Stück nach links, sodass du etwas breiter als schulterbreit stehst. Dann verlagerst du das Gewicht wieder in die Mitte.

- Mit dem Ausatmen beugst du ein wenig die Knie und lässt die Hände auf die Oberschenkel sinken. Weiter ausatmend beschreibst du nun mit dem Rumpf einen Halbkreis. Du beugst dich zum linken Knie, während du das rechte Bein streckst und mit der rechten Hand gegen den rechten

Oberschenkel drückst. Die Kreisbewegung des Rumpfes geht weiter nach unten, zur Mitte und nach rechts über das Knie. Die Verlagerung des Gewichtes folgt der Bewegung. Jetzt liegt also das Gewicht vor allem auf dem rechten Fuß und das linke Bein ist gestreckt.

- Mit dem Einatmen setzt du die Bewegung unterbrechungslos fort. Der Rumpf kreist jetzt nach oben, leicht nach hinten, bis zurück zur Mitte. Auch dein Schwerpunkt ist nun in der Mitte.

- Du wiederholst die Bewegung jetzt andersherum. Mit dem Ausatmen beugst du also wieder die Knie. Weiter ausatmend beschreibst du nun mit dem Rumpf wieder einen Halbkreis, diesmal nach rechts. Du beugst dich zum rechten Knie, streckst das linke Bein und drückst mit der linken Hand gegen den linken Oberschenkel. Dann kreist du weiter, bis das Gewicht links ist und du links über das Knie gebeugt bist.

- Mit dem Einatmen setzt du die Bewegung unterbrechungslos fort. Der Rumpf kreist jetzt nach oben, leicht nach hinten, bis zurück zur Mitte. Auch dein Schwerpunkt liegt jetzt wieder in der Mitte.

Dieses Kreisen wiederholst du 7-mal auf jeder Seite.

Die Bewegung bringt den Kreislauf in Schwung, verbessert die Durchblutung und hilft bei Unruhe, Nervosität und zu viel Grübeln. Während die Haut besser durchblutet und frischer wird, glätten sich kleinere Falten – und die Spannungen, die aus Unruhe, Nervosität und Grübelei entstehen und die zu tiefen Falten führen, lösen sich auf.

ÜBUNG 6: BEIDE HÄNDE STREICHEN DIE FÜSSE, UM DIE NIEREN ZU STÄRKEN

- Du stehst entspannt, die Füße nebeneinander und die Arme locker an den Seiten. Atme einige Male ruhig ein und aus.

- Mit einem tiefen Einatmen drehst du nun die Hände, sodass die Handflächen nach außen zeigen, und hebst die Arme seitlich bis über den Kopf, bis sich die Handflächen berühren. Der Kopf folgt der Bewegung und du siehst schließlich nach oben zu den Handflächen. Beuge dich noch ein kleines Stück nach hinten.

- Dann atmest du aus, senkst die Arme auf die Oberschenkel und schiebst die Hände an der Vorderseite des Beines nach unten – die Hände gleiten weiter über die Innenseite der Knöchel, über die innere Seite der Fußrücken, bis zu den großen Zehen.

- Ohne die Bewegung zu unterbrechen atmest du ein, streichst mit den Hände über die Zehen, an der äußeren Seite der Fußrückens entlang zu den Außenseiten des Sprunggelenks. Weiter einatmend, beginnst du dich langsam aufzurichten. Dabei streichst du mit den Händen über die Fersen, die Waden und die Oberschenkel hinauf, über den Po, bis zur Nierengegend. Deine Hände greifen schalenförmig über die Nieren und wärmen sie, und du hebst deine Fersen etwas an.

- Beim Ausatmen senkst du die Fersen wieder. Gleichzeitig drehst du die Hände, die nun nach vorne und unten weisen. Streife mit festem Druck von den Nieren über den Bauch bis zu den Oberschenkeln – die Übung beginnt nahtlos von vorn.

Wiederhole die Übung 7-mal.

Mit dieser Übung tust du nicht nur deinen Nieren, sondern deinem gesamten Hormonhaushalt etwas Gutes. Sie ist als Einzelübung auch eine sehr gute Ergänzung zum Hormon-Yoga!

ÜBUNG 7: FAUSTKAMPF MIT FUNKELNDEN AUGEN, UM DIE QI-KRAFT ZU ERHÖHEN

- Stehe entspannt, reibe kurz die Hände aneinander und lege die Handballen auf die geschlossenen Augen. Spüre, wie die Wärme deine Augen entspannt. Lass dann die Hände sinken und öffne die Augen wieder.

- Atme ein und setze deinen linken Fuß einen Schritt nach links. Gleichzeitig hebst du den rechten Arm vor dem Körper und streckst ihn. Die rechte Handfläche zeigt nach links, die Fingerspitzen zeigen nach oben. Deine linke Hand nimmst du zur Taille, schließt sie zur Faust und drehst die Hand so, dass die Handfläche nach oben zeigt.

- Du bist immer noch beim Einatmen. Dreh den Oberkörper nach links, lass dabei aber den rechten Arm stehen. Dein Blick ist auf die linke Hand neben der Taille gerichtet.

- Atme kraftvoll aus, schließe die rechte Hand zur Faust und ziehe sie zur rechten Taille. Dabei drehst du die Faust mit der Handinnenfläche nach oben. Gleichzeitig drehst du den Oberkörper zurück zur Mitte und lässt die linke Faust nach vorn schießen.

- Beim Einatmen öffnest du die linke Hand, sodass die Handfläche nach rechts zeigt und die Finger nach oben weisen. Weiter einatmend drehst du nun den Oberkörper nach rechts, wobei die linke Hand stehen bleibt.

- Mit einem kraftvollen Ausatmen boxt du jetzt mit der rechten Faust nach vorn und ziehst die linke Hand als Faust zur linken Taille zurück.

- Du wiederholst den Bewegungsablauf 7-mal. Dann komm in die Grundstellung zurück und wiederhole die Übung – nur dass du diesmal mit einem Schritt nach rechts beginnst.

Auch wenn du überhaupt keine Gewalttätigkeiten magst: Diesen »Faustkampf« wirst du genießen. Die Übung ist sehr aktivierend, ohne hektisch zu machen. Im Gegenteil: Dann wenn man alle seine Kräfte mobilisieren möchte, aber konzentriert bleiben muss, ist diese Übung ideal. Was die Übung für die Schönheit bringt, steht schon im Namen: »funkelnde Augen« …

ÜBUNG 8: 7-MAL DIE FERSE HEBEN UND 100 LEIDEN SCHMELZEN WIE SCHNEE

- Du stehst entspannt und deine Arme hängen an den Seiten des Körpers.

- Beim Einatmen schwingen die Hände nach vorn, Handflächen nach oben, und du hebst die Fersen vom Boden ab, sodass du nur auf den Fußballen stehst.

- Beim Ausatmen wendest du die Handflächen nach unten und lässt die Hände fallen. Gleichzeitig entspannst du die Wadenmuskeln, sodass die Fersen mit deinem ganzen Körpergewicht »die Erde zum Beben bringen«.

Wiederhole die Übung 7-mal.

Wenn du spätabends in deiner Altbauwohnung »die Erde zum Beben bringst«, wird die Hauptwirkung im Ärger deiner Nachbarn bestehen. Ansonsten ist es eine sehr gute Übung vor dem Schlafengehen, da sie beruhigt und den ganzen Körper in Harmonie bringt. In China sagt man, dass diese Übung »100 Leiden wie Schnee schmelzen« lässt. Da wird schon eines dabei sein, das du gern schmelzen lassen möchtest. Auf jeden Fall aber wird die Übung Jahre schmelzen lassen, da ein Körper in Harmonie gesund und vital ist.

Der Bodyscan als achtsame Reise durch deinen Körper

Im Kapitel »Spüre mehr, denke weniger« (siehe Seite 32) hast du bereits einiges über die Bedeutung eines guten Körperkontakts und Körperbewusstseins erfahren. Im Folgenden wird es vor allem um das »Wie« gehen, aber ein bisschen wollen wir auch noch über das »Was« und das »Wieso« verraten. Der Bodyscan ist eine der wichtigsten Säulen im MBSR-Programm, der Stressbewältigung durch Achtsamkeit. Kurz gesagt ist der Bodyscan eine Reise durch den Körper. Du »scannst« dabei deinen Körper innerlich ab, indem du deine Achtsamkeit schrittweise auf alle Körperregionen lenkst. Auf dieser Reise durch deinen Körper kann dir allerlei begegnen – angenehme Empfindungen wie Wärme, Schwere, Leichtigkeit oder Lebendigkeit, vielleicht aber auch unangenehme wie Enge, Schmerzen oder Druckgefühle. Lass auch die unangenehmen Gefühle zu, denn beim Bodyscan geht es nicht darum, auf Teufel komm raus gute Gefühle zu erzeugen! Er ist keine Entspannungs-, sondern eine Achtsamkeitsübung. Was immer du also spüren wirst – lass es zu, wie es ist, schau es dir an und lasse dann wieder los. Durch dieses achtsame und wertneutrale Beobachten wirst du dich langfristig sehr viel tiefer und dauerhafter entspannen können, als durch Übungen, die nur die körperliche Entspannung zum Ziel haben.

Durch den Bodyscan kommen wir uns selbst ganz nah und wir können uns in unserem Körper zentrieren, der im Gegensatz zu unseren Gedanken ja immer im Hier und Jetzt ist. Dabei entwickeln wir unser Körpergefühl, erhöhen die Achtsamkeit und stärken unsere Konzentrationskraft. Statt ständig nur von außen auf unseren Körper zu schauen und an ihm herumzumäkeln, nehmen wir innerlich Kontakt zu ihm auf und lernen, uns selbst anzunehmen. Ein guter Körperkontakt ist vollkommen unabhängig von unserem Aussehen. Bei dieser Übung geht es einmal gar nicht um äußere Dinge wie unser Spiegelbild als vielmehr darum, dass wir uns mit der Lebendigkeit und Weisheit unseres Körpers verbinden.

Der Bodyscan ist keine Fantasiereise und auch keine Hypnosetechnik. Auf Hintergrundmusik solltest du verzichten, da sie dich nur ablenken würde. Es ist nicht das Ziel, etwas zu können oder zu erreichen – ganz egal, was du erlebst: Es gibt keinen »schlechten« oder »falschen« Bodyscan. Wenn du dabei einschläfst, dann schläfst du eben ein bisschen. Normalerweise legen wir uns ja hin, um einzuschlafen, beim Bodyscan aber legen wir uns hin, um »aufzuwachen«. Damit das gelingt, ist es hilfreich, wenn du dich bei der Praxis immer an drei Stufen orientierst.

1. *Lenken:* Bei der Übung geht es zunächst immer darum, deine Aufmerksamkeit in bestimmte Körperbereiche hineinzulenken. Dabei kannst du deine Achtsamkeit wie eine Taschenlampe benutzen, mit der du den Weg ausleuchtest, der vor dir liegt.

2. *Wahrnehmen:* Was auch immer dir für Empfindungen in den jeweiligen Körperstellen begegnen – nimm sie einfach nur wahr. Ob Wärme, Leichtigkeit, Schwere, Entspannung, Schmerzen, Anspannungen, Juckreiz, Kribbeln oder Vibrieren – spüre einfach alles, was es zu spüren gibt. Das gilt auch für Gedanken und Gefühle, die während deiner Reise durch den Körper ganz bestimmt vorbeischauen werden: Lass sie kommen und gehen und richte deine Achtsamkeit immer wieder geduldig und sanft auf deinen Körper. Und wenn du in manchen Bereichen nichts spürst, dann ist auch das vollkommen okay.

3. *Weiterwandern:* Gehe Schritt für Schritt durch die einzelnen Körperbereiche. Bleibe nicht stehen, denn sonst wirst du wahrscheinlich schnell einschlafen. Gerade am Anfang ist es oft besser, zügig voranzuschreiten. Auch wenn Empfindungen wie Schmerzen oder Wohlbehagen dein Bewusstsein dazu verführen, in manchen Körperregionen »hängenzubleiben«, solltest du dich nicht dazu verleiten lassen. Lenke deine Achtsamkeit ganz gezielt und wandere dabei immer weiter auf deinem Weg.

ÜBUNG: DER BODYSCAN

Für den Bodyscan solltest du dir mindestens 15 Minuten Zeit nehmen. Im MBSR wird die Übung auf rund 45 Minuten ausgedehnt. Finde selbst heraus, wie viel Zeit du brauchst, um achtsam durch deinen Körper zu wandern. Im Internet gibt es viele Bodyscan-Anleitungen, zum Beispiel auf YouTube. Und natürlich gibt es dazu auch jede Menge CDs, sodass du einfach selbst ausprobieren kannst, welche Dauer, Stimme und Stimmung für dich am besten geeignet sind.

Im Folgenden beschreiben wir dir den Bodyscan Schritt für Schritt. Da du hier ohne CD übst, musst du deine »Reiseroute« gut kennen, bevor du beginnst. Lies dir die Anleitung also unbedingt 2- oder 3-mal von oben bis unten durch, damit du beim Üben nicht nachschauen musst, wie es weitergeht. Hier zunächst eine kleine Merkhilfe: Der Bodyscan hat 5 Phasen:

I. Die Vorbereitung

II. Den Körper als Ganzes spüren

III. Die Achtsamkeit auf den Atem lenken

IV. Schritt für Schritt durch die Körperregionen wandern

V. Die Übung sanft und bewusst beenden

Wenn du diese groben Stationen im Kopf hast, kannst du dir nun die detaillierte Anleitung leicht merken.

I. Die Vorbereitung

- Suche dir einen ruhigen Platz, schalte Störquellen wie das Telefon aus, breite eine Decke oder Matte auf dem Boden aus und lege dich entspannt und bequem auf den Rücken. Decke dich zu, wenn dir kalt ist.

- Schließe die Augen und lege die Arme locker neben den Körper. Gib dir etwas Zeit, bei dir anzukommen. Mache dir klar, dass es ab jetzt nur noch darum geht, achtsam wahrzunehmen, was ist – kein Müssen, kein Sollen, kein Bemühen.

II. Den Körper als Ganzes spüren

- Richte deine Achtsamkeit ganz auf deinen Körper. Spüre deinen Körper als ein Ganzes. Wie fühlt er sich gerade an?

- Spüre, wie dein Körper vom Boden getragen wird und wo er die Unterlage berührt. Versuche, deinen Körper tief zu entspannen und schwer werden zu lassen, indem du dem Getragensein vertraust.

III. Die Achtsamkeit auf den Atem lenken

- Mache dir bewusst, dass dein Körper atmet. Wo kannst du die Atembewegung am deutlichsten wahrnehmen – im Bauch, im Brustkorb oder eher an den Nasenflügeln?

- Folge der Bewegung deines Atems achtsam. Spüre die Luft, wie sie in den Körper einströmt und dann wieder sanft ausströmt. Du musst dabei nichts machen. Beobachte einfach nur eine Weile deinen Atemrhythmus.

IV. Schritt für Schritt durch die Körperregionen wandern

1. *Zehen:* Lenke deine Achtsamkeit auf deine Zehen. Zuerst auf die großen Zehen beider Füße – und dann auch alle weiteren Zehen.

2. *Füße:* Wandere dann mit der Achtsamkeit über die Fußsohlen bis zur Ferse und danach über den Fußrücken bis zum Fußgelenk. Spüre anschließend beide Füße als Ganzes – wie fühlen sie sich an? Schwer oder leicht, warm oder kalt …? Was immer du spürst – es ist vollkommen in Ordnung.

3. *Unterschenkel und Knie:* Lasse deine Achtsamkeit jetzt zu deinen Unterschenkeln hochwandern. Spüre die Empfindungen in Waden und Schienbeinen. Erforsche dann die Empfindungen in den Knien … den Kniescheiben … und den Kniekehlen.

4. *Oberschenkel und Hüften:* Lenke die Achtsamkeit zu den Oberschenkeln und dann aufwärts zu den Hüften. Spüre beide Beine gleichzeitig. Kannst du den Kontakt zum Boden wahrnehmen? Wie fühlen sich die Hüften an? Lasse alle Empfindungen zu.

5. *Becken:* Richte die Achtsamkeit in den Beckenraum und zum Beckenboden. Vielleicht kannst du hier die Bewegung des Atems spüren. Achte auch darauf, wie und wo genau das Gesäß auf dem Boden aufliegt.

6. *Rücken:* Wandere mit der Achtsamkeit zum unteren Rücken. Achte auf alle Empfindungen. Dehne deine Aufmerksamkeit dann aus – erst auf den mittleren, dann auf den oberen Rücken. Nimm die ganze Wirbelsäule wahr, die Schulterblätter und den Raum zwischen den Schulterblättern. Spüre anschließend nochmals den ganzen Rücken von oben nach unten.

7. *Bauch:* Richte deine Aufmerksamkeit jetzt auf den Unterbauch. Vielleicht spürst du das Heben und Senken beim Atmen. Spüre auch in das Innere des Bauches hinein. Richte die Achtsamkeit dann aufwärts … zum Bauchnabel … zum Oberbauch … und zur Magengegend. Lasse alle Empfindungen sein, wie sie sind.

8. *Brust:* Spüre jetzt deinen ganzen Brustkorb. Vielleicht kannst du sogar die Rippen oder den Verlauf der Rippenbögen wahrnehmen. Achte auf das Gefühl in deiner Brust sowie auf die Atembewegung.

9. *Hände:* Konzentriere dich jetzt auf deine Hände: Spüre die Finger – erst die Daumen, dann jeden einzelnen Finger. Spüre die Handflächen … und dann die Handrücken. Gibt es Empfindungen wie Wärme, Kühle, Prickeln oder Pulsieren? Spüre anschließend noch einmal beide Hände und Handgelenke als Ganzes.

10. *Arme:* Richte deine Achtsamkeit auf die Unterarme. Wandere mit deinem Geist innerlich aufwärts zu den Ellbogen … den Oberarmen … und schließlich bis zu den Schultern hoch. Spüre nochmals Hände, Arme und Schultern und achte auf alle Empfindungen in diesem Körperbereich.

11. *Hals und Nacken:* Richte dein Bewusstsein auf den Hals. Versuche, den Kehlkopf zu erspüren und achte dabei auch auf die Schluckbewegungen. Spüre dann deinen Nacken – ist er weich oder fest? Gibt es einen Kontakt zum Boden? Wie fühlen sich die Muskeln an?

12. *Kopf und Gesicht:* Nimm deinen Kopf wahr, die Form und das Gewicht des Kopfes und die Kopfhaut. Erforsche dein Gesicht mit deiner Achtsamkeit: Lenke die Aufmerksamkeit auf das Kinn … den Kiefer … den Mund, dann auf die Wangen … die Ohren … die Nase und abschließend auf die Augen. Achte auf alle Empfindungen – auf warme oder kühle Stellen, Verspannungen, Pulsieren, Schmerzempfindungen und so weiter.

V. Die Übung sanft und bewusst beenden

Abschließend nimmst du noch einmal deinen ganzen Körper wahr – vom Scheitel abwärts alle Körperteile bis hinab zu den Fußsohlen. Spüre das Gewicht deines Körpers. Was immer du für Empfindungen hast, versuche, ihnen gelassen und offen zu begegnen.

Lenke die Aufmerksamkeit nochmals kurz zum Atem. Spüre das Ein- und Ausströmen und beobachte deinen Atem ganz entspannt, so wie du Wellen beobachten würdest.

Beende den Bodyscan langsam, ohne deine innere Ruhe aufzugeben. Strecke und räkele dich, bevor du dich dann wieder deinem Alltag zuwendest.

Gesichtsyoga

Im Gegensatz zu Kundalini- oder Hatha-Yoga gehört Gesichtsyoga nicht zu den klassischen Yogawegen, sondern wurde erst vor einigen Jahrzehnten entwickelt. Wir haben daher etwas gezögert, ob wir Gesichtsyoga ein Kapitel widmen wollen, denn wir sind große Fans traditioneller Methoden. Im Laufe der Zeit wurde uns von Yoga-Kursteilnehmerinnen und Akupunktur-Patientinnen jedoch mehrfach begeistert von den Wirkungen des Gesichtsyoga berichtet. Nachdem wir schließlich eine Weile selbst mit den Übungen experimentiert und uns zudem in Internetforen umgesehen haben, sind wir inzwischen fest davon überzeugt: Gesichtsyoga ist sinnvoll und effektiv. Übrigens gibt es auch im traditionellen Yoga zwei Techniken, die die Gesichtsmuskeln straffen. Daher haben wir sie ebenfalls in die Übungssammlung ab Seite 174 aufgenommen.

Zu den ersten, die Gesichtsyoga im großen Stil verbreitet haben, gehört die Japanerin Fumiko Takatsu. Ein schwerer Autounfall führte dazu, dass ihr Gesicht, wie sie sagte, ein »asymmetrisches Aussehen« bekommen hatte. Nach vielen vergeblichen Versuchen, ihr Aussehen mithilfe teurer Kosmetika zu verbessern, fing sie damit an, ihr Gesicht systematisch zu trainieren. Der Erfolg gab ihr Recht und sie entwickelte die »Face Yoga Method«, die inzwischen Tausenden von Frauen nicht nur in Japan zu einem besseren und harmonischeren Aussehen verholfen hat. Seit einiger Zeit ist Gesichtsyoga unter dem Begriff »Yotox« auch in den USA sehr populär. Im Gegensatz zu Schönheitsoperationen ist Gesichtsyoga eine vollkommen natürliche Methode ohne jegliche Nebenwirkungen, die noch dazu nichts kostet.

Das Gesicht ist ja das Erste, was wir wahrnehmen, wenn wir einen Menschen treffen. Umgekehrt ist unser Gesicht auch das, worauf die Aufmerksamkeit des anderen als Erstes fällt. Zwar sind es vor allem unsere Augen, die den ersten Eindruck prägen, darüber hinaus aber natürlich auch das Gesicht als Ganzes.

> **Unser Gesicht verrät viel über unseren Seelenzustand. In unserem Gesicht können die anderen erkennen, ob wir verkniffen oder gelassen, sauer oder heiter, verschlossen oder offen, interessiert oder gleichgültig sind.**

Dunkle Schatten unter den Augen, tiefe Augenringe oder Sorgenfalten auf der Stirn signalisieren unterbewusst: »Mir geht es nicht gut – halte lieber Abstand!« Hingegen wirkt ein strahlendes Gesicht immer attraktiv. Die Vorteile des Gesichtsyoga entsprechen im Großen und Ganzen denen des Yoga, nur eben auf das Gesicht bezogen. So wie Yoga die Muskeln stärkt, das Gewebe strafft und den Körper beweglich hält, stärkt Gesichtsyoga die gesamte Gesichtsmuskulatur und strafft die Partien um Augen, Stirn, Nase und Mund. Wenn du die Übungen regelmäßig anwendest, führt das zu einem sichtbaren Anti-Aging-Effekt. Die Techniken regen die Lymphgefäße an und steigern die Durchblutung im Gesicht, sodass auch die Mimikfältchen geglättet werden.

Vielleicht noch ein paar Worte zur Praxis: Wenn du Gesichtsyoga übst, sieht das teilweise sehr lustig aus. Mach dir nichts draus – einzig auf die Wirkung kommt es an. Du wirst die Übungen ja ohnehin nicht in der Straßenbahn, sondern im stillen Kämmerlein oder in deinem Badezimmer durchführen. Ebenso wie beim Yoga oder bei der Meditation gilt, dass du ein wenig dran bleiben musst, wenn du spür- und sichtbare Erfolge erwartest. Mindestens einmal täglich solltest du rund 3 Minuten investieren. Noch besser wäre es, wenn du mehrmals täglich zwischendurch »ein paar Grimassen schneidest«, wenn gerade niemand guckt.

Yoga ist keine Gymnastik und ebenso ist Gesichtsyoga keine Gesichtsgymnastik. Bei der Gesichtsgymnastik werden zwar ähnliche Übungen durchgeführt, allerdings werden diese leider oft mechanisch und beliebig oft wiederholt. Im Gegensatz dazu wird Gesichtsyoga nach einem einfachen Prinzip praktiziert: Durch deine Mimik baust du Spannungen in bestimmten Gesichtspartien auf. Die Spannung wird dann jeweils 5 Sekunden lang gehalten. Ebenso wichtig wie das Halten der »Stellung« ist die anschließende Entspannung, und du sollst deine Achtsamkeit bewusst auf beide Phasen lenken. Jede Übung wird dann 3-mal wiederholt.

ÜBUNGEN: GESICHTSYOGA

- Mache »Luftküsse« für straffe Lippen und einen schönen Mund. Schürze dazu die Lippen, als würdest du jemanden einen festen, knutschenden Kuss geben. Halte diese Mundstellung 5 Sekunden lang und entspanne das Gesicht anschließend. Wiederhole das insgesamt 3-mal.

- Diese Übung verleiht eine glatte Stirn: Mache große Augen – reiße die Augen so weit auf, wie du kannst, und mache ein total überraschtes Gesicht. Fixiere einen Punkt, der einige Meter entfernt ist, und schaue dabei genau geradeaus. Halte den Gesichtsausdruck 5 Sekunden, entspanne dann deine Gesichtsmuskeln und wiederhole die Übung 3-mal.

- Für eine straffe Augenmuskulatur legst du beide Zeigefinger direkt über die Mitte der Augenbrauen und ziehst die Stirnhaut mit leichtem Druck nach unten. Gleichzeitig versuchst du, die Augen möglichst weit zu öffnen. Spüre die Spannung in Stirn- und Augenpartie. Halte die Spannung 5 Sekunden aufrecht und entspanne dein Gesicht anschließend. Wiederhole das 3-mal.

- Wie wäre es mit einem kostenlosen Gesichtslifting? Um Fältchen im Gesicht zu glätten und die Wangen und Augen zu liften, legst du die Handballen auf die Schläfen; deine Finger sollten dabei nach oben zeigen. Ziehe jetzt die gesamte Gesichtshaut nach oben und etwas nach hinten, sodass eine spürbare Spannung entsteht. Verstärke diese Spannung nun noch, indem du mit dem Mund ein »O« formst und dein Kinn nach unten ziehst. Stelle dir einfach vor, dass du dein ganzes Gesicht »lang machst« und dehnst. Halte die Spannung 5 Sekunden aufrecht, entspanne dein Gesicht dann wieder bewusst und wiederhole das Ganze 3-mal.

- Um die Durchblutung in Augen-, Nasen- und Mundpartie anzuregen, solltest du ein »hässliches Gesicht« machen. Kneife die Augen und Lippen zusammen und ziehe alle Muskeln zur Nase hin, als wärst du eine alte Hexe. Halte dieses »Zitronengesicht« 5 Sekunden lang und entspanne dann alle Muskeln wieder, bitte 3-mal wiederholen.

- Um die Wangen zu glätten, bläst du die Backen auf. Presse Luft in deine Backen, die so stark aufgepustet sein sollten wie die eines Trompeters. Die Lippen bleiben fest verschlossen. Halte die Stellung 5 Sekunden lang, puste die Luft dann aus, entspanne dich kurz und führe das Ganze insgesamt 3-mal aus.

- Simhasana, die Löwenübung (wörtlich: »Löwensitz«) ist eine klassische Yogastellung, die zu den Hauptasanas zählt. Im Sitzen oder Knien legst du die Hände auf die Knie. Atme tief ein, spreize dann kräftig die Finger, strecke die Zunge so weit wie möglich raus, reiß die Augen auf, schau nach oben auf den Punkt zwischen den Augenbrauen und atme gleichzeitig mit einem lauten Fauchen aus. Die Stellung belebt den Gesichtstonus und aktiviert die Durchblutung. Darüber hinaus hilft sie aber auch, emotionale Spannungen zu lösen und wirkt aktivierend. Wiederhole den fauchenden Löwen 3-mal.

- Zuletzt noch eine weitere klassische Yogaübung, und zwar »Tratak«. Diese Technik gehört zu den Augenreinigungsübungen und stärkt auch das Konzentrationsvermögen. In der wichtigsten klassischen Yogaschrift, der *Hatha-Yoga-Pradipika* heißt es dazu: »Achtsam soll der Yogi mit starrem Blick auf einen kleinen Punkt schauen, bis Tränen entstehen. (2-29). Dies hält die Augen frei von Krankheiten, Erschöpfung und verhindert andere Krankheiten. (2-23).« Stelle eine Kerze im Abstand von gut einem Meter in Augenhöhe auf und zünde sie an. Setze dich entspannt hin und schau genau in die Flamme der Kerze. Die Übung besteht nun darin, auf die Kerze zu starren, ohne mit den Augen zu blinzeln. Schon nach wenigen Sekunden werden deine Augen zu tränen beginnen, womit die Übung beendet ist. Sobald die Tränen fließen, wird die Energie in den Augen aktiviert und Giftstoffe werden ausgeschieden. Wiederhole diese Übung nicht und führe sie auch nicht öfter als einmal täglich durch.

Akupressur – schön auf Fingerdruck

Bestimmt hast du schon einmal von der chinesischen Akupunktur gehört. Dabei werden sehr feine Nadeln in den Körper gestochen. Natürlich nicht irgendwo hin, sondern an ganz klar definierte Punkte. Diese Punkte sind besonders empfängliche Stellen auf einem System von Energiebahnen, den sogenannten Meridianen. Je nachdem, welche Stelle akupunktiert wird, wie tief der Stich geht und aus welchem Metall die Akupunkturnadel besteht, zeigen sich dabei ganz unterschiedliche Wirkungen. Akupunktur ist eine ziemlich komplizierte Wissenschaft. Wir raten dir daher davon ab, dir selbst Nadeln in den Körper zu stecken – das sollten ausschließlich erfahrene Heiler machen, die in traditioneller chinesischer Medizin ausgebildet sind. Du brauchst dich jedoch auch gar nicht mit Nadeln zu quälen, sondern kannst die entsprechenden Zonen auch einfach mit dem Druck deiner Finger massieren. Das heißt dann »Akupressur«. Dein eigener Finger wird dabei quasi zur Nadel. So kannst du einiges für deine Schönheit tun, denn energetisch ist jeder Akupressurpunkt mit bestimmten Organen und Funktionen verbunden. Schon durch einfache Akupressur-Anwendungen ist es möglich, sein Aussehen positiv zu beeinflussen. Durch Akupressur kannst du beispielsweise

- deine Augen mehr strahlen lassen,
- kleine Fältchen um die Augen beseitigen,
- eingegrabene Zornes- oder Sorgenfalten verringern,

- deine Gesichtsmuskeln tonisieren und damit Verspannungen lösen und schlaffe Muskeln festigen,
- deinen Stoffwechsel und damit dein Körpergewicht harmonisieren,
- dein Hautbild verbessern.

Um all diese Wirkungen hervorzurufen, musst du nur ein paar wichtige Punkte kennen und ein bisschen über die richtige Drucktechnik wissen. Wir können dir aber versprechen, dass das Ganze kinderleicht ist. Mit der Akupressur hast du immer einen kleinen »Notfall-Koffer« im Kopf dabei – auch dann, wenn du deinen Kosmetikkoffer mal zu Hause vergessen hast.

IN DEN MERIDIANEN FLIESST DEINE LEBENSENERGIE

Als die westlichen Missionare zum ersten Mal von den Leitbahnen in der chinesischen Medizin hörten und Abbildungen sahen, erinnerte sie das an die Orientierungslinien auf der Weltkarte, die Meridiane – seither heißen die Jing Luo, die Leitbahnen der chinesischen Medizin, im Westen »Meridiane«. In diesen fließt die Lebensenergie (Qi). Es gibt 12 Hauptleitbahnen. Jede dieser Bahnen gehört zu einem Organsystem. Auf den Leitbahnen liegen die Akupunkte, die in der Akupunktur mit Nadeln, bei Akupressur hingegen durch Fingerdruck behandelt werden. Nach den Vorstellungen der TCM ist Gesundheit und Wohlbefinden immer mit einem freien und ausreichenden Fluss des Qi in den Leitbahnen verbunden. Wenn beispielsweise zu wenig Qi fließt, kann schädliche Energie in den Kanal eindringen und das zugehörige Organ schädigen. Die Leitbahnen wurden bereits in den Niederschriften des *Huang Di Nei Jing*, des *Gelben Kaisers innerer Klassiker*, beschrieben – und das vor über 2000 Jahren. Noch heute wird die Akupunktur erfolgreich eingesetzt. Klinische Studien bestätigen die Wirkungen, etwa bei verschiedenen Schmerzen. Auch die Weltgesundheitsorganisation (WHO) bestätigt die Wirksamkeit und empfiehlt den Einsatz der Akupunktur nicht nur bei Schmerzen, sondern beispielsweise auch zur Behandlung von Herz-Kreislauf-Erkrankungen, neurologischen und psychischen Erkrankungen, Hautbeschwerden oder gynäkologischen Krankheitsbildern.

Wenn du dir dieses komplizierte System einmal vor Augen führst, wirkt das vielleicht etwas entmutigend auf dich. Doch keine Sorge: Von den vielen, vielen Punkten, die es in der chinesischen Medizin gibt, solltest du wirklich nur einige wenige kennen.

ÜBUNG 1: DIE AUGEN STRAHLEN LASSEN

In diesem kurzen Programm lernst du 5 Punkte kennen, die deine Augen besser zur Geltung kommen lassen. Augenringe, Schwellungen, gerötete Augen, Störungen im Tränenfluss – all diese Probleme kannst du mit dem Programm für strahlende Augen in den Griff bekommen.

SO WIRD'S GEMACHT:

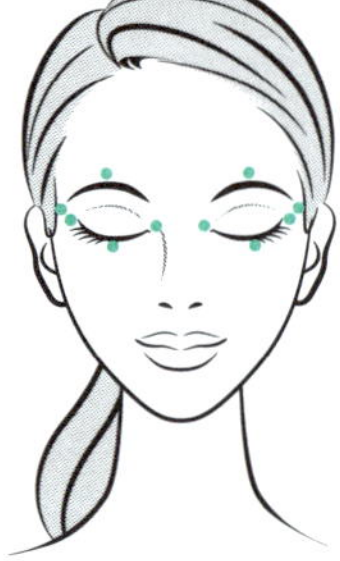

Du gehst die 5 Punkte nacheinander durch. Dabei massierst du immer gleichzeitig beide Seiten, denn alle Punkte gibt es jeweils auf beiden Seiten. Am besten verwendest du deine Zeigefinger. Jeden Punkt drückst du zuerst ein paar Sekunden lang, dann massierst du ihn mit kleinen Bewegungen etwa 1 Minute lang. Du kannst auch länger massieren: Hier ist es ausnahmsweise so, dass mehr auch wirklich mehr ist. Achte beim Massieren darauf, dass sich deine

Finger nicht auf der Haut bewegen, sondern die Haut und das Gewebe darunter »mitnehmen«. Aber das machst du wahrscheinlich sowieso intuitiv richtig.

Der Yang-bai-Punkt entspannt die Muskeln und die Haut der Stirn und hilft, die Augenmuskeln zu entspannen. Entspannte Augenmuskeln sind die Voraussetzung für strahlende Augen. Und als Nebenwirkung verbessert sich möglicherweise sogar dein Sehvermögen!

Lage: Einen Fingerbreit oberhalb der Mitte der Augenbrauen

Der Jing-ming-Punkt lässt die Augen leuchten – »Jing-ming« bedeutet »helle Augen«!

Lage: Augeninnenwinkel

Der Cheng-qi-Punkt verbessert die Blutzirkulation. Das hilft, unschöne Augenringe verschwinden zu lassen. Auch bei geröteten Augen ist Cheng-qi sehr wirksam. In der TCM wird der Punkt auch bei der Behandlung von Bindehautentzündung und Sehschwäche eingesetzt.

Lage: In der Mitte des Knochenrings unter dem Auge

Der Tongzi-liao-Punkt ist ein sehr wichtiger Punkt. Er hilft bei Augenmüdigkeit, Empfindlichkeit gegen Wind, gegen Juckreiz, gegen Schwellungen im Augenbereich und gegen rote Augen (allerdings nicht bei Fotos – da ist Photoshop besser).

Lage: äußerer Augenwinkel, direkt am Knochen

Mit dem Tai-yang-Punkt (»Sonnenpunkt«) kannst du etwas gegen kleine Fältchen um die Augen herum tun. Außerdem hilft Tai-yang sehr wirkungsvoll bei Schwellungen und Rötungen rund um die Augen.

Lage: Wenn du eine Line zwischen dem seitlichen Ende der Augenbrauen und dem äußeren Augenwinkel ziehst, befindet sich der Punkt etwa ein Fingerbreit nach außen von der Mitte dieser Linie aus. Klingt kompliziert, ist es aber nicht, da du dort eine kleine Vertiefung spüren kannst.

ÜBUNG 2: DAS KLEINE ANTI-FALTEN-PROGRAMM

Dieses Kurzprogramm ist eine wirkliche Alternative zu Botox – und es verändert deinen Gesichtsausdruck nicht auf künstliche Weise. Die sechs Punkte, die du hier kennenlernst, helfen dabei, Sorgen- und Zornesfalten zu glätten. Auch die besonders alt und verbittert machenden vertikalen und seitlichen Falten um den Mund nehmen ab. Die Gesichtshaut insgesamt wird gestrafft, Schwellungen werden gelindert und einem Doppelkinn wird vorgebeugt – oder wenn es schon da ist, wird es zumindest ein wenig gehoben.

SO WIRD'S GEMACHT:

Du gehst genauso vor wie beim Augenstrahlprogramm. Du widmest dich einfach nacheinander den entsprechenden Punkten und massierst sie. Diesmal gibt es allerdings nicht alle Punkte doppelt; ein paar liegen auf der Mittellinie – da gibt es dann natürlich immer nur einen. Drücke die Punkte auch hier zunächst ein paar Sekunden lang, bevor du dann anfängst, sie 1 Minute lang mit kleinen kreisenden Bewegungen zu massieren.

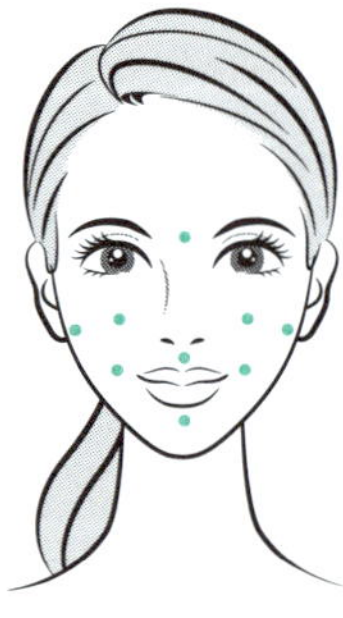

Der Yin-tang-Punkt (»Drittes Auge«) glättet vertikale Stirnfalten (Zornesfalten) und steigert die Durchblutung der Stirn. Dieser Punkt ist sehr vielseitig. Hier interessiert uns die Faltenglättung, aber wir wollen dir seine anderen Wirkungen nicht vorenthalten, vor allem, weil auch diese Dinge sich negativ auf deine Attraktivität auswirken: Yin-tang hilft bei Schwindel, Nasenproblemen, Ängsten, Schlaflosigkeit und Kopfschmerzen. Und er verbessert die Konzentration, da er die Blutzirkulation im Kopf steigert.

Lage: in der kleinen Vertiefung genau zwischen den Augenbrauen

Der Ju-liao-Punkt ist wieder ein Alleskönner. Nun ja, er kann vielleicht nicht alles, aber doch ziemlich viel. Unter anderem füllt die Massage dieses Punktes eingefallene Wangenpartien wieder auf und wirkt gegen Falten um Nase und Mund. Einer der vielen weiteren Effekte ist wirklich sehr nützlich: Wenn du eine verstopfte Nase hast, hilft dir die Akupressur von Ju-liao, sie wieder frei zu bekommen.

Lage: direkt unter den Pupillen, wenn du geradeaus blickst; auf der Höhe der Nasenlöcher

Der Di-cang-Punkt ist für ein Schönheitsprogramm unverzichtbar, denn er reduziert die kleinen Falten um den Mund.

Lage: wenn du geradeaus blickst, auf dem Schnittpunkt zwischen der Pupille und dem verlängerten Ende der Mundwinkel

Der Jia-che-Punkt ist auch ein wichtiger Schönheitspunkt, denn er stärkt hängende Muskeln und hebt ein eventuelles Doppelkinn und beugt dem vor.

Lage: die Mulde vor dem Kiefergelenk

Der Ren-zhong-Punkt glättet die vertikalen Mundfalten – diese kleinen Fältchen, die das Alter unverschämterweise sehr deutlich zeigen.

Lage: zwischen Nase und Oberlippe

Der Cheng-jiang-Punkt wirkt sehr belebend. Meist wird er bei Problemen mit Zahnfleisch und Zähnen eingesetzt – und das ist ja für unser Aussehen auch nicht ganz unwichtig. Uns geht es aber vor allem um eine andere Wirkung: Das Stimulieren dieses Punktes wirkt gegen Schwellungen und Erstarrung des Gesichts und wirkt sich positiv auf den gesamten Gesichtsausdruck aus.

Lage: die kleine Vertiefung unter der Unterlippe

ÜBUNG 3: DAS KLEINE PROGRAMM FÜR HAUT, GEWICHT UND HAARE

Dieses Kurzprogramm ist wirklich kurz, denn es sind nur zwei Punkte, die du kennen musst. Diese beiden Punkte haben es aber wirklich in sich. Sie wirken sich nämlich auf den gesamten Stoffwechsel positiv aus. Das heißt, sie helfen dir dabei, dein Gewicht zu normalisieren und deine Verdauung, deinen Stoffwechsel und damit auch den Zustand deiner Haut und deiner Haare zu verbessern. Wie auch bei den beiden vorangegangenen Programmen, siehst du das Ergebnis natürlich nicht sofort. Aber wenn du achtsam bist, merkst du auch hier schon nach der ersten Selbstbehandlung, dass es deinem Körper einfach guttut und du mehr Energie hast. Wenn du dieses Programm jeden Tag 3-mal 5 bis 10 Minuten lang durchführst, wirst du erfahrungsgemäß nach etwa 2 Wochen deutliche Veränderungen bemerken. Ein kleiner Tipp: Langsame Veränderungen können wir oft nicht leicht feststellen. Daher empfehlen wir dir, »Vorher-nachher-Fotos« von dir zu machen – eins vor Beginn der Akupressur und das andere nach rund zwei Wochen. Vergleiche dann die beiden Fotos, denn so erhältst du ein objektiveres Bild.

SO WIRD'S GEMACHT:

Das Prinzip ist dasselbe wie bei den beiden anderen Programmen: Du drückst die Punkte erst etwa 15 bis 60 Sekunden und anschließend massierst du sie mit kleinen kreisenden Bewegungen 2 bis 3 Minuten lang. Die beiden Punkte dieses Programms sind beidseitig vorhanden und sollten somit auch auf beiden Seiten behandelt werden. Diesmal aber nicht gleichzeitig, sondern nacheinander. Und sowohl die Druck- als auch die Massagephase dauert etwas länger, so dass dieses Programm mehr Zeit in Anspruch nimmt.

Der Zu-san-li-Punkt ist in der TCM sehr wichtig. Er ist auch der am häufigsten verwendete Punkt in der Akupunktur – und es ist der Punkt, der am genauesten wissenschaftlich untersucht wurde. Allein mit der Behandlung dieses Punktes könnte man leicht ein kleines Buch füllen, doch wir wollen uns hier natürlich auf die Themen Attraktivität und Schönheit beschränken. Wenn du nur einen einzigen Punkt stimulieren dürftest – dann wäre es Zu-san-li. Neben den vielen anderen positiven Wirkungen auf den ganzen Organismus kannst du mit diesem Punkt deinen Stoffwechsel und damit dein Körpergewicht harmonisieren.

Lage: Die Lage des Punkte ist etwas schwierig zu beschreiben. Er liegt etwa 3 Fingerbreit unterhalb des Kniegelenkspaltes auf der Außenseite des Beines. Um den Punkt zu finden, lege deine Hand so auf dein Knie, dass Daumen und Zeigefinger am oberen Rand der Kniescheibe liegen. Der Zu-san-li-Punkt ist da, wo die Spitze deines Mittelfingers landet.

Der Xue-hai-Punkt ist ebenfalls ein enorm wichtiger Punkt – sowohl für die chinesische Medizin als auch für deine Attraktivität. Der Name des Punktes klingt etwas gruselig; er bedeutet »Blut-Meer«. Er hat nämlich mit allem zu tun, das irgendwie an den Blutkreislauf gekoppelt ist. Das sind unter anderem die Menstruation und blutende Verletzungen. Aber eben auch vieles, was sich auf der Haut zeigt: Akne, Gürtelrose, Ekzeme oder schlecht heilende Wunden. Du kannst mit dem Xue-hai-Punkt auf jeden Fall dein ganzes Hautbild verbessern.

Lage: Statt dir die genaue Lage zu beschreiben, was etwas kompliziert klingen würde, wollen wir dir zeigen, wie du den Punkt auf einfache Weise finden kannst: Leg deine Hand mit gestreckten Fingern auf deinen Oberschenkel und rutsche dann mit den Fingern soweit vor, dass die Spitze deines Mittelfingers in der Mitte der Kniescheibe zu liegen kommt. Nun ist deine Daumenspitze schon auf dem richtigen Punkt! Drück ein bisschen: Dieser Punkt ist recht empfindlich und wenn du etwas fester drückst spürst du deutlich, ob du ihn erwischt hast.

Visualisierung – die Macht des Geistes einsetzen

»Visualisieren« bedeutet, sich bildlich etwas vorzustellen. Also sich sozusagen etwas einzu-Bild-en. Du kannst dir beispielsweise einbilden, dass du nicht schön genug bist. Und wenn du das tust, entstehen Bilder in deinem Kopf, die nicht schön anzusehen sind, die dich unzufrieden machen und dich immer wieder auf deine angeblichen Fehler hinweisen – genau diese Fehler sind auf diesen inneren Bildern nämlich ganz scharf und deutlich gemalt. Unsere inneren Bilder entstehen, ohne dass wir das beabsichtigen. Im Gegenteil, wir wollen eigentlich gar nicht, dass wir sie mit uns herumtragen. Es ist schließlich nicht angenehm, diese Bilder zu betrachten. Und schädlich ist es noch dazu. Die Sprache unseres Gehirns ist eine Bildsprache. Die Sprache mit Worten kann zwar schon viel sagen – doch Bilder gehen noch deutlich tiefer und sie sprechen unsere Seele direkt an.

Wenn man das erkannt hat, wird vieles klar. Beispielsweise, warum Vorsätze, die negativ sind, so schwer umzusetzen sind. »Ab heute werde ich *nicht mehr* rauchen!«, »Ich muss *weniger* essen!«, »Ich esse *kein* Fastfood mehr!« Dein »Unterbewusstsein«, dein »Geist« oder deine »Seele« nehmen die Aussagen dieser Sätze leider immer in Form von Bildern auf: »Rauchen!«, »Essen!«, »Fastfood!«.

Wenn du gute Vorsätze hast, die deine Schönheit zum Strahlen bringen sollen, dann verwende immer gute, positive, angenehme Worte, um deinen Vorsatz zu formulieren. (Dein Unterbewusstsein »hört« bei diesem Merksatz: »… Schönheit … Strahlen … gut … positiv … angenehm«.)

Die oben genannten Beispiele könntest du also besser so formulieren: »Ich gehe auf den Balkon, um frische Luft zu atmen.«, »Ich esse achtsam und mit Genuss.« und »Frisches Gemüse und frischer Fisch tun mir so gut!«

Durch mehr Achtsamkeit kannst du das automatische negative Visualisieren leicht vermeiden. Ebenso kannst du aber genauso gut ganz bewusst innere Bilder und sogar innere Filme erzeugen und sie dir ansehen. Auf diese Weise kannst du eine sehr angenehme Morgen- oder/und Abendmeditation durchführen: Stell dir beispielsweise bildlich vor, wie du durch einen verzauberten Wald gehst, warme, duftende Waldluft dich entspannt und heiter werden lässt, wie die Berührung einer magischen Blume deine Fältchen auffüllt und deine Haut glättet. Die Luft des Waldes wirkt sehr heilsam – indem du sie einatmest, löst du alle Gifte aus deinem Körper und mit dem Ausatmen atmest du alle schädlichen Stoffe, Gefühle und Gedanken aus. Du kannst deinen inneren Film so gestalten, wie du es willst. Vielleicht fällt es dir zunächst nicht so leicht, Bilder oder Filme deutlich vor deinem inneren Auge zu sehen. Doch mit jedem Mal, das du es einfach versuchst, wird es dir besser gelingen.

Und wozu das Ganze? Ganz einfach: Die Vorstellung wirkt auf deinen Körper. Erinnerst du dich? »Sei positiv, denn dein Körper folgt deinem Geist« besagt eines der Buddha-Prinzipien (siehe Seite 26). Der Geist formt den Körper. Betrachte dich als schön und du wirst an Schönheit gewinnen. Die Bilder, die du deinem Unterbewusstsein anbietest, versucht es automatisch zu realisieren – natürlich in realistischen Maßen. Klingt das ein bisschen wie Hexenwerk? Das ist es aber gar nicht. Unser Körper-Geist-System versucht einfach nur, Realität und Vorstellung möglichst passend zu gestalten. Wenn du dir also während einer Visualisierung vorstellst, wie deine Haut etwas glatter wird oder dein Gewicht sich etwas schneller harmonisiert, werden im Körper tatsächlich Prozesse angeregt, die deinen Körper deiner Wahrnehmung angleichen. Visualisierungen unterstützen jede andere Maßnahme, und zwar umso stärker, je besser deine Konzentration bei der Visualisierung ist.

Nutze die Kraft der inneren Bilder. Werde so schön, wie du es dir einbildest!

Visualisierungen funktionieren am besten, wenn ein innerer Film abläuft und du nicht nur ein Bild vor Augen hast. Je bunter und bewegter der Film ist, desto mehr kann er auslösen. Solche inneren Filme kann man sehr schön als Fantasiereisen gestalten. Wir haben dir oben, mit dem Spaziergang durch den magischen Wald schon ein wenig gezeigt, wie das ungefähr aussieht. Falls es dir schwerfällt, auf Anhieb spontan eine solche Fantasiereise anzutreten, kannst du dir vorher etwas ausdenken, es aufschreiben und deine Stimme aufnehmen. Dann folgst du einfach deiner Stimme auf die Reise. Wenn du die Reise aufgeschrieben hast, kommst du vielleicht auch ohne Tonaufnahme aus – du weißt ja dann ungefähr, wie sie abläuft. Vielleicht fällt es dir aber auch schon schwer, dir so eine Reise aufzuschreiben; du weißt nicht, wo du anfangen und wie du dann weitermachen sollst. Für den Fall bieten wir dir hier einfach mal zwei kurze Fantasiereisen an.

Um die Fantasiereise anzutreten, legst du dich bequem hin, schließt die Augen und folgst den Worten, ohne sie zu analysieren. Es kann sein, dass dabei sofort und ganz von selbst Bilder vor dein inneres Auge treten. Vielleicht musst du aber auch ein wenig nachhelfen und dir aktiv die Reise vorstellen. Doch nimm dir nicht zu viel vor: Die Fähigkeit, innere Bilder zu erzeugen, ist Übungssache. Auch wenn du erst einmal keine Bilder »siehst« – in deinem Unterbewusstsein werden dennoch Bilder ablaufen.

Genieße die Reise und mach dir danach bewusst, was sich verändert hat.

ÜBUNG 1: DER JUNGBRUNNEN

Deine Augen schließen sich und du schwebst in einer angenehmen, warmen Dunkelheit. Nach und nach wird es lichter und du siehst, dass du dich in einer malerischen Felsenlandschaft befindest. In der Ferne hörst du das Plätschern von Wasser und freundschaftliches, herzliches Gelächter. Da zieht es dich hin – und du folgst einem kleinen Pfad, den kleine, wunderschöne Blümchen säumen. Je näher du dem Plätschern und Lachen kommst, desto mehr Blumen werden es, es wird mit jedem Schritt grüner, bunter und lebendiger.

Schließlich stehst du vor einem Höhleneingang. Du zögerst nur kurz, dann schreitest du weiter voran. Vor dir öffnet sich eine große, grüne Grotte. In der Mitte der Grotte steht ein kleiner Brunnen, und von einem Loch weit oben im Dach der Grotte scheint ein goldener Sonnenstrahl auf das quellende Wasser und lässt es golden leuchten. Die kleine Gruppe Menschen, die in dieser Grotte versammelt sind, wirken sehr freundlich. Und obwohl sie unterschiedlichsten Alters sind, sehen doch alle jung aus. Einer von ihnen tritt auf dich zu und überreicht dir feierlich einen Pokal. Lächelnd deutet er zum Brunnen und sagt leise: »Trink!« Du weißt zwar nicht genau, warum du das tun sollst – aber dein Gefühl sagt dir, dass es gut und wichtig ist. Du tauchst den Pokal in das goldene Wasser und dann nimmst du einen Schluck.

Deine Augen weiten sich. Das fühlt sich so wunderbar an! Das goldene Wasser läuft deine Kehle hinab und eine kribbelnde, sehr angenehme Wärme durchströmt deinen ganzen Körper. Du spürst, wie deine Haut ein bisschen zieht, so als würde sie sich straffen. Du kannst fühlen, wie dein ganzer Körper von einer jugendlichen Harmonie durchdrungen wird.

- Die freundlichen Menschen in der Grotte kommen zu dir und umarmen dich, denn du gehörst nun zu ihnen. Dann zeigen sie dir ein Bett aus Moos, denn sie wissen, dass das heilige Wasser des Jungbrunnens Ruhe braucht, um sich in dir zu entfalten.

- Du legst dich auf das warme Moosbett und fühlst dich wohl und geborgen. Dann schließt du deine Augen und erwachst langsam und erfrischt im Hier und Jetzt.

ÜBUNG 2: DER WUNDERWALD

- Sobald du deine Augen schließt, taucht wie aus einem Nebel allmählich ein verzauberter Wald vor dir auf. Der Waldrand wirkt einladend, du siehst Sonnenstrahlen, die grün durch die Blätter fallen, und hörst leise Vögel zwitschern – der Wald wirkt so ruhig, heiter und gesund. Du kommst langsam auf den Wald zu, und mit jedem Schritt spürst du den Zauber und die Verheißung des Waldes. Mit ruhigen Schritten gehst du voran und warme, duftende Waldluft lässt dich entspannt und heiter werden. Unwillkürlich bildet sich ein Lächeln auf deinem Gesicht. Wie schön es ist, durch diesen Wald zu spazieren … und der Wald scheint froh zu sein, dass du ihn besuchst.

- Je länger du gehst, desto frischer und wohler fühlst du dich. Allmählich wird dir bewusst, wie heilsam die Luft des Waldes auf dich wirkt. Beim Einatmen strömt die klare, reine Luft, die heilende Düfte aus dem ganzen Wald mit sich führt, in deine Lungen und du kannst spüren, wie sie dir Kraft gibt und deinen ganzen Körper harmonisiert. Und immer dann, wenn du ausatmest, lösen sich alte Gifte und schlechte Gefühle aus deinem Körper und mit dem Ausatmen atmest du alle schädlichen Stoffe, Gefühle und Gedanken aus.

Du wanderst weiter und ein tiefer Frieden und eine große Freude erfüllen dich. Erst als du an ein kleines Bächlein kommst, merkst du, dass du keine Schuhe trägst, und du watest durch das klare Wasser – und du spürst, wie auch das Wasser in diesem wunderbaren Wald heilsam ist. Es reinigt nicht nur deine Füße, sondern umhüllt als feiner Film deinen ganzen Körper. Es kribbelt ein bisschen und fühlt sich sehr angenehm an, und als das Wasser abfließt, nimmt es mit sich, was du nicht brauchst. Du steigst schließlich aus dem Wasser und siehst eine wunderschöne Blume, und als du sie berührst, merkst du, dass du selbst diese Blume bist.

Du lässt dich am Bächlein nieder und hörst ihm noch ein wenig zu, bevor du deine Augen schließt und langsam und erfrischt im Hier und Jetzt erwachst.

Deine ersten Schritte in ein neues Leben

Wenn du die Ideen von *Buddha statt Botox* tatsächlich in dein Leben bringst, wirst du ein neues Leben beginnen. Gerade dann, wenn du bisher mit deinem Aussehen sehr unzufrieden warst, ist »neues Leben« wirklich nicht übertrieben. Es verändert sich nicht nur dein Äußeres – vor allem dein Inneres wird sich verwandeln und auf dein ganzes Leben ausstrahlen. Jede Reise beginnt mit einem Schritt. Den zu tun, fällt manchmal etwas schwer. Du hast nun viel gelesen und viele Übungen kennengelernt. Wie fängst du nun an? Wir wollen dir den Einstieg ein wenig erleichtern und dich bei den ersten Schritten auf deinem Weg unterstützen.

Wir schlagen dir vor, mit einem »Mind-Detox« zu beginnen, also dich von seelischen Belastungen zu befreien und erst einmal das Gute in dir zu nähren. Vor allem wollen wir dich aber auch dazu einladen, das Prinzip der Achtsamkeit immer häufiger in deinem Alltag einzusetzen. Du selbst weißt am besten, welche konkreten Möglichkeiten es dafür gibt. Zum Beispiel kannst du vielleicht deine Art zu Essen umstellen (siehe »Schlank und gesund durch achtsames Essen« auf Seite 146), kannst regelmäßig meditieren oder dir auch einfach nur mal eine kurze Pause gönnen. Vielleicht ist für dich aber auch ein Yogaprogramm als Einstieg ideal – oder du beginnst mit Visualisierungen.

Auf den ersten drei wichtigen Schritten wollen wir dich nun noch begleiten. Lass uns also gemeinsam den Geist entgiften, das Gute nähren und das Prinzip der Achtsamkeit anwenden.

Kannst du dich noch daran erinnern, was wir im ersten Teil dieses Buches über die »Geistesgifte« gesagt haben, die unsere Seele, unsere innere Schönheit und schließlich auch unser Äußeres vergiften? Wir haben vor diesen inneren Giften gewarnt, die zwar nicht äußerlich sichtbar, dafür umso zerstörerischer sind – vor Wut, Neid, Gier und Angst. Hüte dich vor diesen »giftigen« Zuständen, die auch schon Buddha als die größten Hindernisse auf dem Weg zum Glück ausgemacht hat. Sie schaden deiner Gesundheit ebenso wie deinen Beziehungen oder deinem Aussehen.

Jetzt wollen wir aber noch etwas genauer hinsehen und einen Blick darauf werfen, wie es denn bei uns selbst mit der Vergiftung so aussieht. Vor der »Entgiftung« sollten wir natürlich erst einmal wissen, was uns genau vergiftet, was uns belastet und uns unsere Lebensenergie und Lebensfreude raubt.

Buddha sagte einmal: »Es gibt ein Wirken, das im Tierschoße reift; es gibt ein Wirken, das im Gespensterreiche reift; es gibt ein Wirken, das in der Menschenwelt reift.« Das klingt zunächst ziemlich seltsam. Tierschoß, Gespenster … Menschenwelt geht ja gerade noch. Seltsam ist aber eigentlich nur die altertümliche Übersetzung. Wenn wir das Ganze in eine zeitgemäße Sprache übertragen, ist es leichter zu verstehen:

1. Manches, was wir tun, ist vor allem triebgesteuert und unbewusst. Dann handeln wir wie Tiere. »Triebgesteuert« sind nicht nur Sex, Hunger und Durst, sondern auch der Drang, sein Revier zu verteidigen und das Bedürfnis, Dinge anzuhäufen.

2. Die »Gespenster« entsprechen den irrationalen Gedanken, Ängsten und Wunschvorstellungen. Auch Aberglaube und Aggressionen gehören dazu.

3. Und dann gibt es die Menschenwelt – die kennen wir ja gut. Dazu gehört all das, was die Menschen durch gesellschaftliche Konventionen geschaffen haben und was unser Verhalten negativ prägt, ohne dass wir es merken. Zum Beispiel das durch die Werbung suggerierte Schönheitsideal.

Sieh dir einmal die folgende Liste einer Auswahl an Geistesgiften an und mach ein Kreuzchen neben jene, die dir aus eigener Erfahrung gut bekannt sind, das heißt, die du selbst schon einmal gefühlt hast. Solche, die dir völlig fremd sind, kannst du hingegen durchstreichen.

Wut	Neid	Gier
Eitelkeit	Eifersucht	Hass
Überheblichkeit	Ichsucht	Scham
Verachtung	Minderwertigkeit	Angst
Trotz	Rachsucht	Rechthaberei
Sorgen	Stolz	Schuldgefühle

Wenn du willst, dann gehe jetzt noch einen Schritt weiter: Setz dich kurz hin, entspanne dich, komm ganz zu dir und dann erforsche dich ein bisschen. Und zwar ganz konkret, indem du dir ein Blatt Papier nimmst, es in vier Felder teilst und dann aufschreibst:

In welchen Situationen handle ich triebgesteuert?	Was beeinflusst mein Verhalten und welchen Konventionen folge ich?
In welchen Situationen bestimmen mich Ängste, Wünsche und Aggressionen?	Was aus den drei anderen Feldern möchte ich behalten? Und wovon möchte ich mich befreien?

Schritt 1: Den Geist entgiften

Wenn dir klar ist, dass deine Unzufriedenheit oder dein Unglücklichsein die Folge von Geistesgiften sind, dann mache dir bewusst, dass du diese selbst – natürlich nicht absichtlich! – durch deine Gedanken erzeugst. Das Gute dabei ist, dass du jederzeit die Möglichkeit hast, einzugreifen.

1. *Der erste Schritt* ist das Wissen um die Geistesgifte. Abgehakt! Du weißt jetzt, dass es sie gibt. Prima. Dann kann es ja gleich weitergehen.

2. *Der zweite Schritt* besteht darin, genau hinzusehen und wachsam zu sein: Pass auf! Manchmal bemerkst du es vielleicht gar nicht, wie Wut oder Gier in dir aufsteigen. Doch früher oder später wirst du registrieren, dass du dich gerade ärgerst, wütend, neidisch oder gierig bist. Und dann hast du die Möglichkeit, das Gift zu eliminieren.

3. *Beim dritten Schritt* geht es um das eigentliche »Entgiften«. Dieser Schritt ist besonders wichtig, da das Wissen allein meistens nicht ausreicht, um alte Gewohnheiten, die ja leider sehr stark sein können, zu durchbrechen.

Um diesen dritten Schritt geht es nun: Lass dich nicht länger vom Wirken der Geistesgifte hin und her werfen. Anstatt der Spielball deiner negativen Gefühle zu sein, kannst du ganz konkrete Gegengifte einsetzen und entscheiden, wo es für dich langgeht. Diese geistige Methode kannst du jederzeit anwenden, auch in deinem ganz normalen Alltag. Sobald die Gegengifte, die du einsetzt, zu wirken beginnen, beginnt zugleich auch deine innere Schönheit zu strahlen. Die Gegengifte entsprechen drei wichtigen Qualitäten oder inneren Werten. Diese fallen zwar nicht vom Himmel, können sich aber umso mehr entfalten, je mehr du deinen Geist darauf ausrichtest.

Wahrhaftigkeit: Das erste Gegengift ist im Grunde ganz naheliegend. Sei aufrichtig, erzähl den Menschen keine Märchen, um dich vorteilhafter erscheinen zu lassen, bleib ganz bei dir, verstell dich nicht und sei authentisch. Das hat nichts mit Moral zu tun. Es geht dabei eigentlich nur um dich. Wenn du dich nämlich in Lügen und kleinere oder größere Betrügereien verstrickst, wird dein Geist automatisch unruhig. Er muss dann immer zwei Versionen der Wirklichkeit mit all ihren Verästelungen präsent haben. Das kann einem schon mal den Schlaf rauben und ist ganz schön stressig. Und wie schädlich Stress ist, darüber haben wir ja bereits eingehend gesprochen. Es ist auch ein ganz anderes Lebensgefühl, wenn du im Einklang mit dem bist, was du sagst. Ehrlichkeit wirkt befreiend, und wenn du dich traust, ganz du selbst zu sein, dann strahlst du das auch nach außen aus. Die Wahrhaftigkeit ist ein Gegengift gegen viele Geistesgifte, wie Überheblichkeit, Verachtung, Trotz oder auch Angst.

(Selbst-)Mitgefühl: Das zweite Gegengift ist sogar noch einfacher – und es ist ebenfalls ein sehr starkes, vielseitig einsetzbares Gegengift. Übe Nachsicht mit allen Menschen, einschließlich dir selbst. Du weißt, dass jeder, so schlecht er sich auch vielleicht verhalten mag, ein Mensch mit Problemen ist; und das sein unangenehmes Verhalten ein Ausdruck dieser Probleme ist, ist leicht zu verstehen. Durch Mitgefühl und Nachsicht stehst du über den Dingen und wirst freier. Das zeigt sich in deiner Ausstrahlung. Noch mehr, wenn du nicht vergisst, dass auch du ein Mensch bist, der mitunter leidet: Habe Mitgefühl mit dir selbst. Was für Quatsch du auch manchmal wider besseres Wissen machst – du bist genauso ein Mensch wie alle anderen, und Menschen machen nun einmal Fehler. Vielleicht kannst du es ja beim nächsten Mal besser machen. Dazu ist es weder nötig noch hilfreich, dich selbst zu verurteilen und zu beschimpfen. Das erzeugt nur Spannungen und schlechte Laune. Sieh dich an, so als wärst du deine allerbeste Freundin, die dich versteht, auch wenn du gerade die größte Dummheit deines Lebens begehst. Eine echte Freundin wird dich immer dabei unterstützen, dich weiterzuentwickeln, und dich trösten, wenn es dir einmal richtig schlecht geht. Und sie wird dir mit Sicherheit den Rat geben, nicht länger nachzugrübeln und auf dir rumzuhacken, sondern die Sache zu vergessen und neu zu starten.

Dankbarkeit: Das ist vielleicht das stärkste Gegengift gegen alle Geistesgifte! Und gleichzeitig eines, dass dir jederzeit zur Verfügung steht. Kultiviere die Dankbarkeit – denn dadurch richten sich deine Gedanken wie von selbst auf das Gute und Schöne. Du kannst das ganz systematisch machen: Beginne und beende jeden Tag damit, dass du dir kurz drei Dinge in Erinnerung rufst, für die du dankbar bist. Allein diese kleine Übung kann schon große Veränderungen bewirken!

Die drei Gegengifte sind keine abstrakten moralischen Forderungen. Überhaupt nicht. Du kannst die Gegengifte anwenden oder es sein lassen – niemand, schon gar nicht eine überirdische Instanz, wird dich dafür verurteilen. Im Buddhismus geht es nicht um Sünde oder Schuld, sondern einfach nur um das Gesetz von Ursache und Wirkung. Was du tust, hat Auswirkungen, was du denkst ebenfalls – das ist weder »gut« noch »schlecht«, sondern einfach eine Tatsache. Probiere es am besten selbst aus: Wende die Gegengifte an, und du wirst schnell sehen, wie gut es dir tut, wie klar dein Geist, wie leicht dein Leben und wie strahlend deine innere und äußere Schönheit wird, wenn du dich von seelischem Abfall befreist!

Schritt 2: Das Gute nähren

Vielleicht kennst du die Indianergeschichte vom weißen und schwarzen Wolf. Hier ist eine Kurzfassung:

Ein Indianerjunge saß mit seinem Großvater einst am Lagerfeuer. Der alte Indianer sprach: »In jedem Herzen lebt ein schwarzer und ein weißer Wolf. Der schwarze ist voll Wut und Kampfeslust, der weiße ist gütig und friedlich. Und stets kämpfen die beiden miteinander.«

Sein Enkel sah ihn mit großen Augen an und dann fragte er: »Großvater, welcher der Wölfe wird gewinnen?«

Da lächelte der Alte und sagte: »Der, den du fütterst …«

Klar, unterernährt kämpft es sich eben nicht gut. Wenn du deine Sorgen, Ängste und Selbstzweifel fütterst, dann werden die im Lauf der Zeit natürlich immer stärker. Und wenn du freudigen und friedlichen Gedanken und Gefühlen in dir Futter gibst, dann werden die stärker – und die negativen werden dich immer weniger plagen, weil sie ihren Einfluss verlieren. Deshalb versuche von nun an, deine Wahl schlau zu treffen und frage dich öfter einmal:

- Welche Eigenschaften sind mir wichtig?
- Welche Ziele will ich wirklich erreichen?
- Welche Gedanken und Gefühle werde ich in Zukunft füttern?

Ein glückliches, zufriedenes und innerlich und äußerlich harmonisches Leben hängt viel weniger von den Umständen ab, als es den Anschein hat. Vielmehr geht es darum, wie du mit diesen Dingen und den äußeren Umständen umgehst.

- Worauf richtest du deine Gedanken? Auf das, was dir alles an Gutem fehlt, oder auf das, was an Gutem schon da ist?
- Worauf lässt du deinen Blick ruhen? Auf dem Hässlichen und Unangenehmen oder dem Schönen und Angenehmen?
- Womit beschäftigen sich deine Gefühle? Mit Belastungen aus der Vergangenheit und Sorgen um die Zukunft, oder mit dem, was einfach nur hier und jetzt da ist?

Wenn du meinst, dass es gute Gründe dafür gibt, dass du dich nicht wohlfühlst, hast du einerseits sicher recht. Schließlich gibt es immer mehr als genug Möglichkeiten, unzufrieden zu sein. Aber auf der anderen Seite gibt es eben auch immer die Möglichkeit, zufrieden zu sein. Wähle mit Bedacht: Fütterst du den schwarzen Wolf oder den weißen? Zufrieden sein heißt übrigens nicht, sich mit allem zufriedenzugeben und sich nicht mehr weiterzuentwickeln. Ganz im Gegenteil. Wenn in dir Zufriedenheit und innerer Frieden herrscht, dann bist du viel offener und freier, um wirklich wichtige Ziele voller Energie anzusteuern.

Ronald Schweppe und Aljoscha Long, zwei Autoren, die viele interessante Bücher über Gelassenheit, Zufriedenheit und Buddhismus geschrieben haben,

haben uns eine sehr gute und supereinfache Zufriedenheitsübung aus dem Zen-Buddhismus gezeigt. Du kannst diese Übung praktisch immer anwenden, wenn du mal merken solltest, dass du gerade unzufrieden bist oder wirst. Die Übung heißt »Gut genug für mich« und besteht darin, keine Bedingungen mehr an Äußerlichkeiten zu knüpfen. Klar – wenn du die Annehmlichkeiten des Lebens genießen und dich mit Luxusdingen verwöhnen kannst, dann mach das ruhig. Aber: Wenn es mal nicht so optimal läuft – und das kann ja leicht passieren –, dann mach dein Wohlbefinden nicht von irgendwelchen Erwartungen abhängig. Wenn du jammerst, dich ärgerst, traurig wirst, wenn du andere Menschen oder aber das böse, böse Schicksal beschuldigst, dann erreichst du leider nichts, außer dass du dich sehr unwohl fühlen und einen fetten schwarzen Wolf in deinem Herzen heranzüchten wirst. Wenn du dagegen dankbar bist für das, was du hast, optimistisch in die Zukunft blickst und gelassen das annimmst, was dir begegnet, wirst du auch zufrieden durchs Leben schreiten. Um beim Bild der Indianergeschichte zu bleiben: Weiße, freundliche Wölfe sind einfach schöner anzusehen als grimmige schwarze. Lass los, statt gegen das Leben anzukämpfen. Füttere den weißen Wolf, lächle und denk dir: »Gut genug für mich« – auch, und gerade dann, wenn es schwerfällt.

Schritt 3: Achtsam sein

Auch wenn du das vielleicht nicht immer gemerkt hast – im Kern geht es in unserem Buches um Achtsamkeit. Achtsamkeit, also die Fähigkeit, bewusst, ohne zu verurteilen und mitfühlend auf das zu achten, was ist, ist das A und O. Das gilt sowohl für deine Attraktivität als auch für deine Gesundheit, dein Wohlbefinden und deine spirituelle Entwicklung.

- Wenn du Yoga machst, machst du keine mühsame Gymnastik, sondern nimmst deinen Körper achtsam wahr.

- Wenn du meditierst, sitzt du nicht angestrengt da, sondern nimmst deine Geistesbewegungen achtsam wahr.

- Wenn du achtsam isst, nimmst du wahr, was dir guttut, ohne dich mit Kalorientabellen und Diätformeln quälen zu müssen.

Versuche von heute an, so viele Chancen wie möglich zu nutzen, um mehr Achtsamkeit in dein Leben zu bringen. Wo immer du auch bist, was gerade auch passiert, wie auch immer du dich gerade fühlst – halte zumindest für einen kurzen Moment inne und sieh einfach entspannt hin, was gerade ist. Sei bereit, dich auf den jeweiligen Augenblick einzulassen, statt vor ihm wegzulaufen und dich von ihm abzulenken. Je öfter du das machst, umso klarer wird dir, dass sich sehr viel Schönheit in unserem Leben verbirgt. Und du wirst auch deine innere Schönheit, die mehr und mehr nach außen strahlt, immer deutlicher sehen lernen. Um schön zu sein, brauchst du ganz bestimmt kein Botox. Und an sich brauchst du auch gar keinen Buddha dazu. Achtsamkeit ist mehr als genug. Wenn du wach, achtsam und mitfühlend bist, wird sich alles auf wundersame Weise verwandeln, nicht nur dein Aussehen.

Erste Hilfe bei Problemen

Viele Frauen möchten am liebsten alles auf einmal an sich verändern. Dies ist natürlich utopisch. Wir möchten dir daher einen kleinen Baukasten anbieten: »Erste Hilfe« heißt hier, dass du bei bestimmten Problemen direkt und konkret einsteigen kannst. Es ist aber immer nur die *erste* Hilfe. Das Herumbasteln an einzelnen Problemen ist nicht das, um was es in diesem Buch eigentlich geht. Doch wenn du dich ganz ungeduldig einer speziellen Problemzone widmen möchtest, kannst du hier zumindest konkret loslegen.

AUGENRINGE

Der Augenbereich ist ganz wichtig für die Attraktivität. »Lächelnde Augen« sind zwar immer attraktiv, trotzdem siehst du ohne Augenringe noch besser aus. Als erste Hilfe empfehlen wir dir folgende Technik: Reibe deine Hände kräftig gegeneinander, bis sie ganz warm sind. Dann leg die warmen Handflächen sanft auf die Augen und spüre die Entspannung. Wiederhole das 3-mal. Halte anschließend die Hände unter kaltes Wasser und lege diesmal die abgekühlten, feuchten Handflächen auf die Augen. Mit dieser Methode bekommst du Augenringe meist schnell in den Griff.

Noch intensiver wirkt die Akupressur: Die passende Anwendung findest du auf Seite 176: »Die Augen strahlen lassen«. Auch die Gesichtsyoga-Übungen 2, 3 und 8 auf den Seiten 174 und 175 sind sehr effektiv.

Wenn du häufiger unter Augenringen oder Tränensäcken leidest, solltest du zudem folgenden Rat aus der chinesischen Medizin beherzigen: Mach dir ein Fußbad mit Ingwer. Lasse 7 große Ingwerscheiben 10 Minuten lang in kochendem Wasser ziehen, dann gib etwas kühles Wasser dazu und nimm vor dem Schlaf ein Fußbad. Führe mindestens drei Tage in Folge das Ingwer-Fußbad aus und beobachte, wie sich das auf deinen Organismus und nicht zuletzt auch auf deine Augen auswirkt.

ÜBERGEWICHT

Sehr viele Menschen leiden unter Übergewicht. Meist fühlen sie sich damit nicht wohl. Manchmal fühlen sie sich sogar ausgesprochen unwohl, weil sie glauben, sie wären viel zu dick. Für deine Attraktivität ist es eigentlich gar nicht so wichtig, wie viel du wiegst. Viel entscheidender ist, deinen Körper so anzunehmen, wie er ist und dies auch auszustrahlen, oder dein Gewichtsproblem anzupacken. Doch statt auf die üblichen Diäten zu setzen, raten wir dir, achtsames Essen zu praktizieren. Wenn du Achtsamkeit übst, wirst du nämlich ganz von selbst abnehmen!

Als Einstieg ins achtsame Essen ist die so genannte Minus-1-Diät, eine Form des Kurzfastens, super. Das ist eigentlich keine richtige Diät, sondern vielmehr eine systematische Achtsamkeitsübung, bezogen auf das Essen: Lass jeweils eine Woche ein Genussmittel weg. Nur dieses eine.

- Verzichte einmal eine Woche lang auf Zucker und Süßigkeiten.
- Verzichte eine Woche auf Kaffee und schwarzen Tee sowie koffeinhaltige Getränke.
- Verzichte eine Woche auf Alkohol.
- Verzichte eine Woche auf Fleisch und Fisch.
- Verzichte eine Woche auf alle Milchprodukte.

Um die Kalorien, die du dabei einsparst, geht es hier nicht. Vielmehr ist es wichtig, dass du dich selbst während der Minus-1-Wochen genau beobachtest. Was verändert sich zum Beispiel, wenn du einmal eine Woche lang auf Zucker oder auf Milchprodukte verzichtest? Hast du mehr oder weniger Energie? Schläfst du besser? Werden Beschwerden wie Hautprobleme gelindert? Wie ist deine Stimmung? Die Minus-1-Diät dient der Sensibilisierung. Finde heraus, was dir guttut und was nicht. Je sensibler du wirst, desto besser spürst du, was dein Körper wirklich braucht, was wiederum dazu führen wird, dass die Pfunde schwinden.

Auch durch Akupressur kannst du die Harmonisierung deines Gewichtes gut unterstützen. Behandele dazu den Punkt Zu-San-Li (siehe Seite 182).

NERVOSITÄT/VERSPANNUNG

Verspannungen sind die häufigste Ursache von Schmerzen. Und Schmerzen führen zu einem leidenden Gesichtsausdruck und zu Fehlhaltungen. Die Verspannungen kommen oft von ungünstigen Sitzpositionen am Schreibtisch; aber mindestens ebenso oft von verspannenden seelischen Haltungen, vor allem von Nervosität. Sinnvoll gegen alle Verspannungen, inklusive der seelischen, sind gute Entspannungsübungen. Wir empfehlen dir hier die Muskelentspannung im Liegen (siehe Seite 117) und die 8 Brokat-Übungen (siehe Seite 153).

Die traditionelle chinesische Medizin empfiehlt zudem, bei Nervosität viel grünes Obst und Gemüse zu essen – das befreit das Leber-Qi und unterstützt Entspannung und Mut.

HAUTPROBLEME

Die Haut ist deine Visitenkarte. Untersuchungen haben gezeigt, dass eine gesunde Haut eines der wichtigsten Schönheitsmerkmale ist – Figur, Brüste und Augen kommen erst an zweiter Stelle. Wenn du also deine Attraktivität verbessern willst, achte auf deine Haut. Zuviel Make-up, zu viel Sonne und zu viele Hautunreinheiten sind Attraktivitätskiller. Vergiss dabei nicht, dass die Haut auch deine Seele widerspiegelt. Geistesgifte (Gier, Hass, Neid et cetera) und stoffliche Gifte (schlechte Ernährung) zeigen sich oft in der Haut. Daher sind die besten Dinge, die du für die Schönheit deiner Haut tun kannst – neben einer ausgewogenen Ernährung –, eher geistiger Natur. Die zwei effektivsten Erste-Hilfe-Maßnahmen bei unreiner, fleckiger, fettiger oder trockener Haut sind die Prana-Atmung (siehe Seite 99) und die Samatha-Meditation (siehe Seite 126).

Wenn du besondere Probleme mit deiner Haut hast, ist es sicher eine gute Idee, zudem regelmäßig Hormon-Yoga (siehe Seite 128) zu üben.

BINDEGEWEBSSCHWÄCHE

Ein schwaches Bindegewebe bringt unter anderem die gefürchtete Cellulite mit sich. Leider ist Bindegewebsschwäche größtenteils von deinen Genen abhängig, also angeboren. Das heißt aber nicht, dass du dich damit abfinden musst. Ein paar Maßnahmen sind auf jeden Fall sinnvoll. Mit der Dusche kannst du kalte Güsse machen – noch besser mit abgeschraubtem Duschkopf. Führe den kalten Wasserstrahl ein paarmal über die Stellen, die du behandeln möchtest (beispielsweise die Oberschenkel). Dann rubbel dich trocken. Wenn du das täglich machst, wird deine Haut straffer werden. Ausgewogene Ernährung und achtsames Essen helfen, Übergewicht zu vermeiden (siehe Seite 146). Und ein gesundes Gewicht wirkt sich spürbar auf das Bindegewebe aus.

Die traditionelle chinesische Medizin kennt ein recht einfaches Rezept, dass der Bindegewebsschwäche entgegenwirkt: Gib je einen Teelöffel schwarzen Sesam und Goji-Beeren in dein Müsli oder deine Suppe. Das hilft nicht nur deinem Bindegewebe, sondern schmeckt auch sehr gut.

SORGEN, MINDERWERTIGKEITSGEFÜHLE, ÄNGSTE, DEPRESSIVE STIMMUNGEN

Diese unangenehmen Zustände bezeichnet der Buddhismus ebenfalls als »Geistesgifte«; das ist ziemlich passend, denn sie vergiften dein Wohlbefinden, deine Entwicklung und deine Attraktivität. Um Geistesgifte zu neutralisieren, ist Meditation das Mittel der Wahl. Wende also gezielt die Samatha-Meditation (siehe Seite 126) an.

Darüber hinaus sind folgende Methoden sehr zu empfehlen: Prana-Atmung (siehe Seite 99), die 8 Brokatübungen (siehe Seite 153) und Den Geist entgiften (siehe Seite 193).

Die traditionelle chinesische Medizin empfiehlt gegen die Geistesgifte ergänzend ein paar konkrete Maßnahmen: Jasmin-, Lavendel- oder Rosenblüten-Tee sowie den häufigen Einsatz von Gewürzen wie Ingwer, Lauch, Koriander und Frühlingszwiebeln.

Sorgen, Minderwertigkeitsgefühle und andere Geistesgifte verschwinden natürlich nicht durch Tee und Gewürze – aber das Körper-Seele-System wird ins Gleichgewicht gebracht, was es viel leichter macht, mit den Problemen zu arbeiten. In der TCM würde man dann auch Akupunktur und andere Maßnahmen einsetzen. Wechseljahrbeschwerden

Die Wechseljahre sind eine wirklich einschneidende Phase im Leben einer Frau. Psychisch und körperlich kann es zu unangenehmen Begleiterscheinungen kommen, die das Leben schwer machen. An erster Stelle bei der Bewältigung von Wechseljahrbeschwerden steht Hormon-Yoga (siehe Seite 128). Wenn du in den Wechseljahren bist oder am besten schon dann, wenn sich die ersten Hinweise darauf zeigen, dass du in die Wechseljahre kommst, solltest du unbedingt, möglichst täglich, Hormon-Yoga üben!

SCHLAFSTÖRUNGEN

Schlafstörungen sind in Deutschland eine Volkskrankheit. Die Hauptursache ist in der Regel Stress. Verschwindet der Stress, kehrt der gesunde, erholsame Schlaf schnell zurück. Das heißt, dass du Schlafstörungen am besten dadurch lindern oder beseitigen wirst, indem du Stress abbaust. Hierbei helfen dir die folgenden Übungen: Bodyscan (siehe Seite 167), die 8 Brokat-Übungen (siehe Seite 153) und die Samatha-Meditation (siehe Seite 126).

Ein Geheimtipp der traditionellen chinesischen Medizin ist die Massage des »Shen-Men«-Punktes. So findest du diesen Punkt: Dreh deine Handfläche nach oben. Am Handgelenk siehst du zwei Linien. Der Shen-Men liegt auf der Linie, die dem Körper näher ist, etwa einen Finger breit von der Handkantenseite der Hand entfernt. Massiere diesen Punkt jeweils 3 Minuten lang auf beiden Seiten.

Danksagung

Zum Schluss möchten wir all den lieben Menschen danken, ohne die dieses Buch nicht entstanden wäre.

Feis Mann Aljoscha und seinem Kollegen Ronald Schweppe, deren Bücher uns inspiriert haben und die uns mit ihrem reichen Erfahrungsschatz als Schriftsteller und Meditationslehrer immer wieder unterstützt haben. Dinah Rodrigues, die Gaby in das wunderbare Hormon-Yoga eingeführt hat. Ye Chenxu, Feis Onkel, der Fei die Geheimnisse der traditionellen chinesischen Medizin nahegebracht hat, und Hu Gaifeng, ihre weise Akupunkturmeisterin, bei denen sie erfahren hat, was innere Schönheit wirklich bedeutet. Jon Kabat-Zinn, der allen Menschen, die offen dafür sind, unermüdlich gezeigt hat, wie wertvoll Achtsamkeit ist. Daniela Riepe, Claudia Böhm und Silke Panten, unseren Lektorinnen, die uns dabei geholfen haben, das Buch rund und immer noch etwas runder zu machen. Und natürlich Buddha, ohne den es den Titel gar nicht geben würde und der die Welt die unendliche Kraft des Mitgefühls gelehrt hat.

Das sind natürlich nur ein paar von den vielen Menschen, die direkt oder indirekt zu unserem Buch beigetragen haben. Wir danken auch aufrichtig all unseren Schülern und Patienten, die uns ebenfalls viel gelehrt haben – es sind zu viele, um sie alle aufzuzählen.

Und nicht zuletzt wollen wir auch dir dafür danken, dass du unsere Arbeit damit belohnt hast, indem du dieses Buch gelesen hast – ohne dich wäre das Ganze vollkommen sinnlos gewesen …

München, im Dezember 2017

Fei & Gaby